大好きだった野口晴哉、逢えなかった桜沢如一に捧ぐ

住まうこと、
生きること、
食べること、
そして体のこと。

「気」のことばで説くと、
何とわかりやすいことか。

巻末に収められた「ワードフライデイ」での
大貫妙子さんとの対談は私も聴いたが、
とても臨場感あふれる記録だ。

福原義春（資生堂名誉会長・東京都写真美術館館長）

まえがき　健やかな生活を送るための七つの力

こんにちは。お元気ですか？　といっても、最近ちょっと元気でないので、貴方はこの本を手に取られたのかもしれませんね。

　私は十代より、野口整体に憧れ三十年以上の長きにわたって、整体をベースに身体の追求をしてきた者です。その間、多くの女性の皆さんの健康や人生を観させていただきました。その中で想ったことは、女性は男性以上に、その能力を封じ込められ、健康や人生を狭めているんじゃないかという感慨でした。今回、どんなに狭い自宅であろうとも、毎日の生活のなかで、自分の本来の力を発揮し、本来の生活を取り戻してもらいたく、健康のためのノウハウをイラストとともにわ

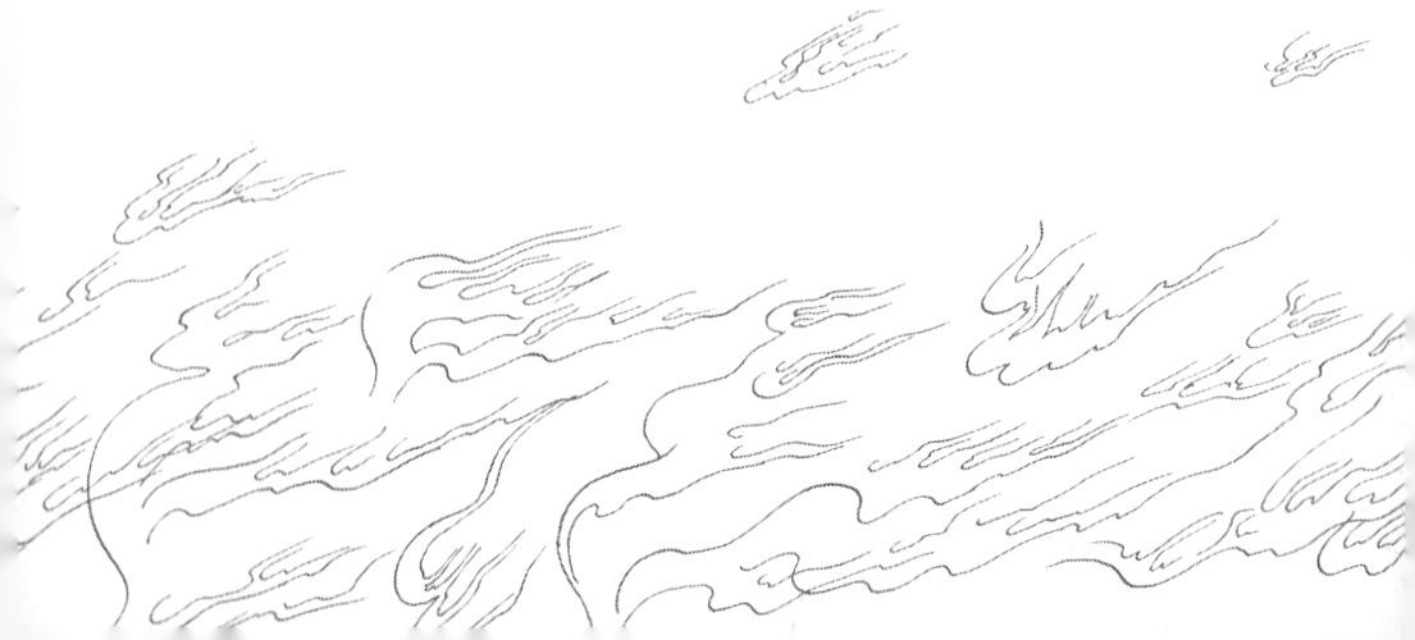

かりやすく説明し、実行してもらおうとこの本を書きました。

さあ、二千年以上もの歴史を持つこの国の、健康に過ごすための英知を学びながら、ご一緒に勇気を持って、健やかな生活のための扉を開けることといたしましょう！

そのためには、これからお話しする七つの力を習得すると便利です。

一……借力《ちゃくりき》

二……姿《し》勢力《せいりょく》

三……熱力《ねつりょく》

四……指力《ゆびりょく》

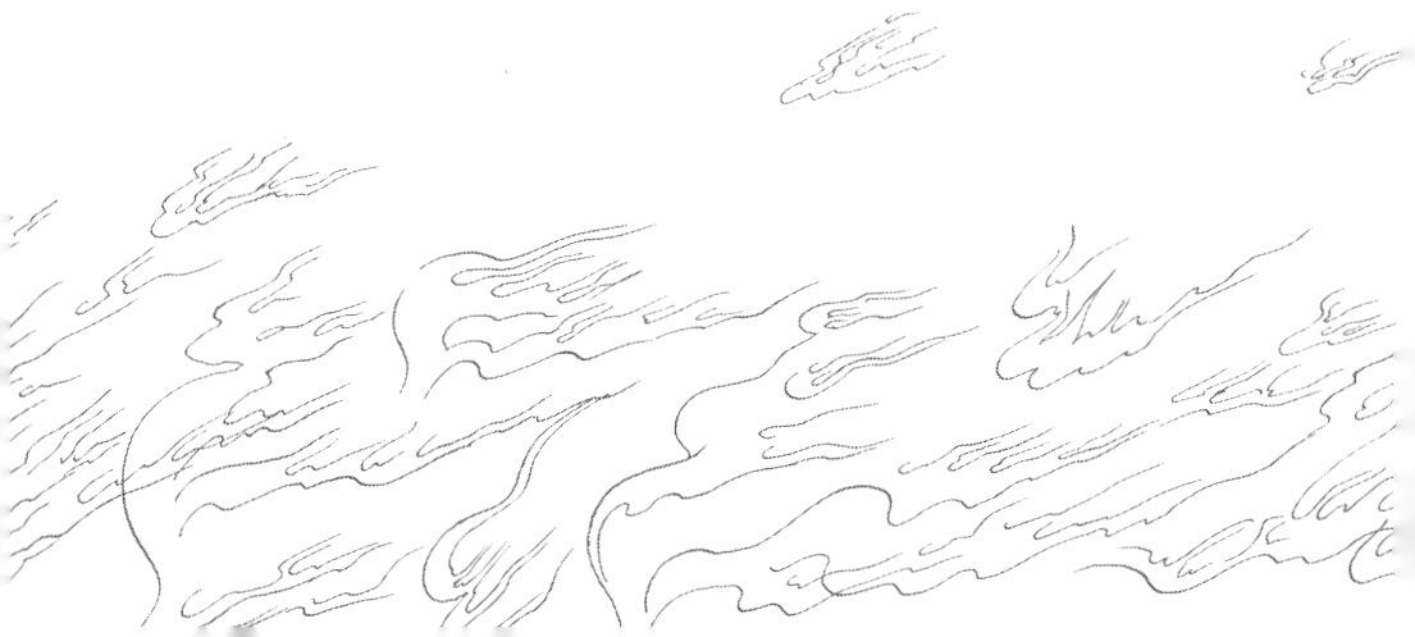

五……肌力《はだりょく》
六……食力《しょくりょく》
七……肚力《はらりょく》

ここ一番の力を出すためには、心も体も一緒に働かなければなりません。

心を助けてくれるのは体だし、体を助けてくれるものは心です。

心と体は、持ちつ持たれつ、お互い様の関係です。

その関係をスムーズに実現させるためには、心も体も健やかでいるためのさまざまな知恵があると便利ですよね。

具体的な生活習慣として、どんな知恵を取り入れていくか。

どんな力を養っていくか。

それを伝えたくて作ったのが、この本です。

勝負に打って出ようという時に。
自分を変えたいと思いたった日に。
あるいは、疲れ切ってしまった夜に。
ぜひ、この本をひも解いてみて下さい。

三枝　誠

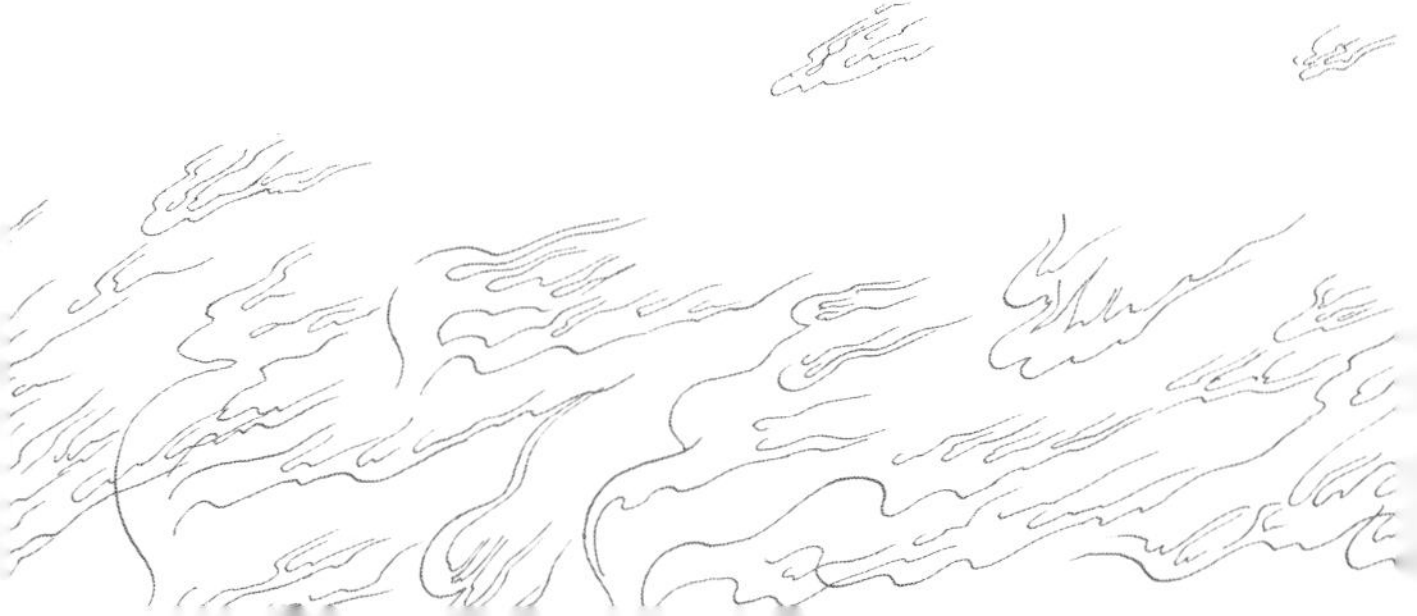

目次

まえがき　健やかな生活を送るための七つの力　006
本書に登場する三枝整体の造語・準造語について　017

第一章　借力《ちゃくりき》――周囲のエネルギーを上手に取り入れる　023

借力に必要な「外経絡」とは何か　024
人間関係を理解するための四つの気のタイプ　031
窓から見えるものも含めて住居である　034
身につけるものでテンションを上げる　035
三年日記をつけて、気の流れを読む　037
時には無理な買い物をすべし　038

第二章　姿勢力《しせいりょく》 ――心を引き上げる姿勢の作り方

前かがみの姿勢では願望が遠のく　044
きちんとした立ち方を知る　045
正しく呼吸して初めて立つ　046
日本の生活様式を取り戻す　048
正座のススメ　049
足の親指を生かす下駄・草履　050
小尻は女の尻じゃない　052
胸腺を叩いて元気になろう　053
雑巾がけはセルフ整体　054
肩の荷をおろしてリラックス　056
【コラム】身体を作る和服の効用　058

第三章　熱力《ねつりょく》　――冷やさない、ということの大切さ　061
足湯で老廃物を排出する　063
腰湯で仙腸関節をゆるめて、心身をリラックスさせる　067
肘湯で頭や眼の疲れを取る　069
湯たんぽは陶器製を　070
こんにゃく湿布で毒素を出す　071
蒸しタオル湿布は、むしろ高熱時に試してみる　072
【コラム】足湯器と五本指ソックス　074
第四章　指力《ゆびりょく》　――指を鍛えて、強い女になる　077
さまざまな器官と連動している指　082
価値ある指の使い方　083

足裏の主役は足の親指である　084
気合いが入るハイヒール　086
手の中指を意識した正しい立ち方　087
大切な人にしてあげたい。平拳によるマッサージ　088
【コラム】触れること触れられること　090

第五章　肌力《はだりょく》——幸せも不幸せも肌に現れる　093

好きな男性と触れあう、可愛がっている犬や猫を抱いて寝る　095
つき合う前に肌合いをつかむ　097
アンチエイジングのための心得　098
顔マッサージで肌から光を出す！　101
脳幹を刺激して生き生きとした表情を取り戻す　103
入れるより、出そう！　女の肌を左右する宿便問題　104

肌のためにも、そして男女関係のためにも、下着と寝巻きは慎重に選べ　106
【コラム】パシーマの寝具を使ってみよう　108

第六章　食力《しょくりょく》——体にいい食べ物は、自分の舌で選べ　111

マクロビオティックという偉大なる思想　113
食べるなら「身土不二」と「一物全体」を心がけよう　115
米のすばらしさを再認識しよう　116
美味しい玄米の炊き方　117
減塩ブームに惑わされるな　118
発酵調味料こそ日本の食の原点　119
ノンシュガー生活のススメ　122
調理に使う油脂は「低カロリー」より「安全性」を重視　122
ソース、ケチャップ、マヨネーズは？　124

昆布出汁の引き方　125
【コラム】食養生の実践としてのマクロビオティック　127

第七章　肚力《はらりょく》――肚《はら》の据わった女になるには　129

自律神経と仲よくなる「良いおなか作り」　132
びっくり仰天した時の呼吸の整え方　134
ため息はつかざるを得ないもの　138
肚を鍛えるトレーニング　139
たまには思い切り大声を出してみよう　141
【コラム】簡単だけど効果抜群の整体的ヨーガ　145
【コラム】更年期に対する考え方　151
〈対談〉能ある者は〝気〟がみえる？　with　大貫妙子（歌手・アーティスト）　153
〈寄稿コラム〉和暦のすすめ　高月美樹　168

〝ホッ〟としたあとがき　172
文庫版あとがき　174

本書に登場する三枝整体の造語・準造語について

三枝誠は、およそ三十年以上にわたる整体操法（指から相手の情報を読み取る）により、生身の身体が発する情報を読み取る独自の洞察・発見を重ねてきました。しかし、その内容は既存の日本語では語ることが不可能であるため、オリジナルの用語を造ることによって、人間の身体および人間関係をよりわかりやすく語ろうと試みています。以下は、三枝誠による造語・準造語の解説です。

内経絡《ないけいらく》

体内のツボとツボとを結ぶ気の回路は、一般的に「経絡」と称されるが、三枝整体では「内経絡」と呼ぶ。

外経絡《がいけいらく》

体内を走る内経絡に対し、体の外にもその個人特有の気の経絡＝気のネットワークがあると見る、三枝整体独自の見方による造語。外経絡は、物質的なもの、環境、人間関係、時間、空間など多岐にわたる（詳しくは、第一章「借力」を参照のこと）。

睡穴《すいけつ》・汚穴《おけつ》・互穴《ごけつ》・閉穴《へいけつ》

外経絡という考え方に基づき、気の見地から人間関係を捉えるために、人間を四つの気のタイプに分類。

・睡穴…他人のエネルギーを吸い取って、成長することを常とする人。
・汚穴…余剰なエネルギー（たいていは邪気）を周囲に撒き散らす人。
・互穴…他人とのエネルギーの交流を常とする人。
・閉穴…他人とのエネルギーの交流を基本的にしない人。

ちなみに、睡穴・汚穴・互穴・閉穴は経穴（ツボ）の意味として用いることもあり、誰もがこの四種類全部を体内に持つ。どのタイプの穴を多く持っているかによって、人間の性質も先述の四つの気のタイプのいずれかに分類される。

身体尺度

三枝整体の準造語。一般的に使われている「尺貫法、ヤード・ポンド法のような身体と関係する尺度」という意味とは異なり、人間の行動や作品は結局はすべて身体の延長でしかないという考え方。カメラやコンピュータの特性もすべて身体の特性に過ぎない。裏を返せば、コンピュータの特性（起ち上がりの遅さ、コンピュータ・ウイルス等）を知ることは人間を知ることに近づくという考え方。同時に、迷ったら自分の身体を基準（尺度）にその要求を聞け、という考え方。これは、三枝の「絶対体論」（人間は身体の使い方を通してのみ精神に触れるという考え方）に基づく。

身体記憶

三枝整体では、記憶は、脳の中だけではなく、身体にも残り、存在すると考える。その記憶は、体外記憶、体表記憶、体内記憶の三種類。その記憶の定着は、〔体外記憶≦体表記憶≦体内記憶〕の順に強いものとなる。なお、身体記憶は時間、空間を飛ぶとしている。

肌のIQ（皮膚の幸福度）

身体記憶の考え方から、脳だけでなく、肌（皮膚）もさまざまな情報を記憶しているとの三枝の洞察から生まれた言葉。心地よい記憶を蓄積しているケースを三枝整体では「皮膚の幸福度＝肌のIQ」が高いと捉える。

大和なでしこ整体読本

第一章

借力《ちゃくりき》

周囲のエネルギーを上手に取り入れる

中国武道には「借力《ちゃくりき》」という考え方があります。日本の合気道もそうですが、相手の力を敵視して闘うのではなく、自分のものとして取り入れてしまう、合成してしまうわけです。これは、何も武道に限ったことではなくて、人生におけるさまざまな事柄にも応用できる考え方だと思います。外界の力をどう自分の中に取り入れていくか。その「借力」を強めていくことで、心身に大きな変化が訪れます。そのためには、まず「外経絡《がいけいらく》」という言葉を知っていただきたいと思います。人間関係を含む、物心両面の自分の環境を整えていく際に、三枝整体では「外経絡」という言葉を使います。

借力に必要な「外経絡」とは何か

私たちがほんとうの意味での健康や幸福を目指そうとする時には、

・誰とつきあい
・どこに住み

・どの情報を取るのか（体内における最大の情報は、食事です）

こういったことをきちんと考えながら暮らしていく姿勢が必要になってきます。

経絡《けいらく》とは、東洋医学でいう気の回路。経穴《けいけつ》（ツボ）と経穴をつなぐパイプのようなもので、別名「気脈《きみやく》」とも呼ばれます。生きている人間の体内、体表にはすべて経絡が走っており、死と共に消滅します。

たとえば、経穴の一例としては「肩井《けんせい》」というものがあります。

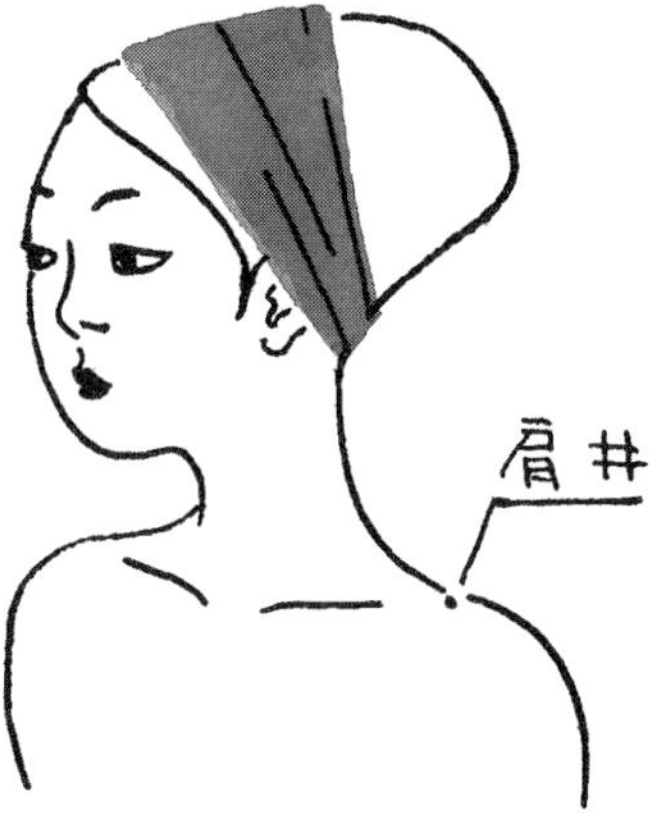

これは、肩先と首のつけ根のほぼ中間点に位置しており、肩こりに効くツボとされていますが、身体に肩井の印がついているわけではないので、目で見ることはできません。けれども、肩こりに悩む多くの人にとっては、「ここを押されたら気持ちが良くて楽になる」という箇所であり、見えないけれども「そこ、そこ」と自分の感覚では「存在するもの」として実感することができます。したがって、肩こりに悩むことのない健康な人にとっては、肩井は存在していないも同じとなります。ツボは、身体の不調を感じている時に顕在化してくるものだからです。

自分の体内、体表の経穴をつないでいる経絡（私はこれを「内経絡《ないけいらく》」と呼んでいます）に対し、経絡が身体の外側にも存在する、とするのが三枝整体で使われる「外経絡」です。

この外経絡という考え方の基本には、東洋ならではの「自分」というものの捉え方があります。自分って何だろう？　改めてこう考えてみた時には、まずは自分の身体、皮膚の内側だけを自分自身の存在だと捉えがちですが、東洋的な「気」の見地からみれば、「自分」という存在は物理的な身体だけを指すわけではない、ということを実感せざるを得ません。

たとえば、気分が落ち込んでいる時は、自分の身体よりももっともっと奥に自分がひきこもって縮こまるような気持ちになりますし、感動的な出来事に遭遇したり、人とのつながりを身体全体で感じていたりする時には、自分の身体以上に自分の存在が外に広がることもあるのです。

元気がある時は、自分自身がのびのびと大きく感じられ、逆に元気がない時には、自分自身が小さな場所に閉じこもったように感じられるという経験は、誰しもが思い当たることではないでしょうか。自分自身で収縮や拡張を繰り返し、そのつど、外界との関わりまで、めまぐるしく変化させているのが人間という存在なのです。

では、自分自身の気が広がっていく先、外側の世界には何があるのでしょうか。自分が座っている部屋の状態、外に出た時の空気、空や木々や花々などの美しい自然、あるいは最寄り駅から乗り込む電車の中の状態、到着した職場の雰囲気などなど、森羅万象、自分を取り巻くいろいろな物事は、私たちの心身の在り方に大小さまざまな影響を及ぼします。人間は、たとえどんな山奥に住もうと、一人暮らしであろうと、自分のまわりの環境と無関係でいることはできません。

となると、自分の住まい、職場、学校などの環境も自分自身の一部であり、自分が深く愛している相手、家族、恋人、友人たち、可愛がっている犬や猫、そういった身近な存在は、物理的な身体は別々であっても自分の大事な一部分であるという考え方も可能になってきます。したがって、この「自分の大事な一部分」である外界や環境に、自分自身の身体と同じような意味でのツボにあたるものがあっても、なんら不思議はないわけです。

身体のツボですら目には見えないものなのに、それがまた身体の外にもあるとは、さらに話はややこしくなりますが、外経絡もまた、目には見えないけれども、何かをきっかけとして実感できる気のネットワークのひとつです。

それは、たとえば、自分の結婚相手であったり、職場であったり、飲食店であったり、通学路であったり、たまにしか降りない駅であったり、銅像であったりと、対象は人によってさまざまですが、自分と関連している何ものかによって、物事の成否が分かれたり、自分の健康や仕事や生活全般が影響を受けたりする。そんな物質、あるいは人物や建物や空間というものに、誰しもいくつかの心当たりがあるのではないでしょうか。

ただし、これが「外経絡である」という事例は、個人（および、その周辺）的なものであり、誰にでもあてはまるルールやシステムとしては、決して説明できるものではありません。むしろ、メモや日記を用いて自分の一日の行動や生活パターンを丹念に振り返ってみるような作業をこつこつと積み上げることでしか、最初は見いだすこ

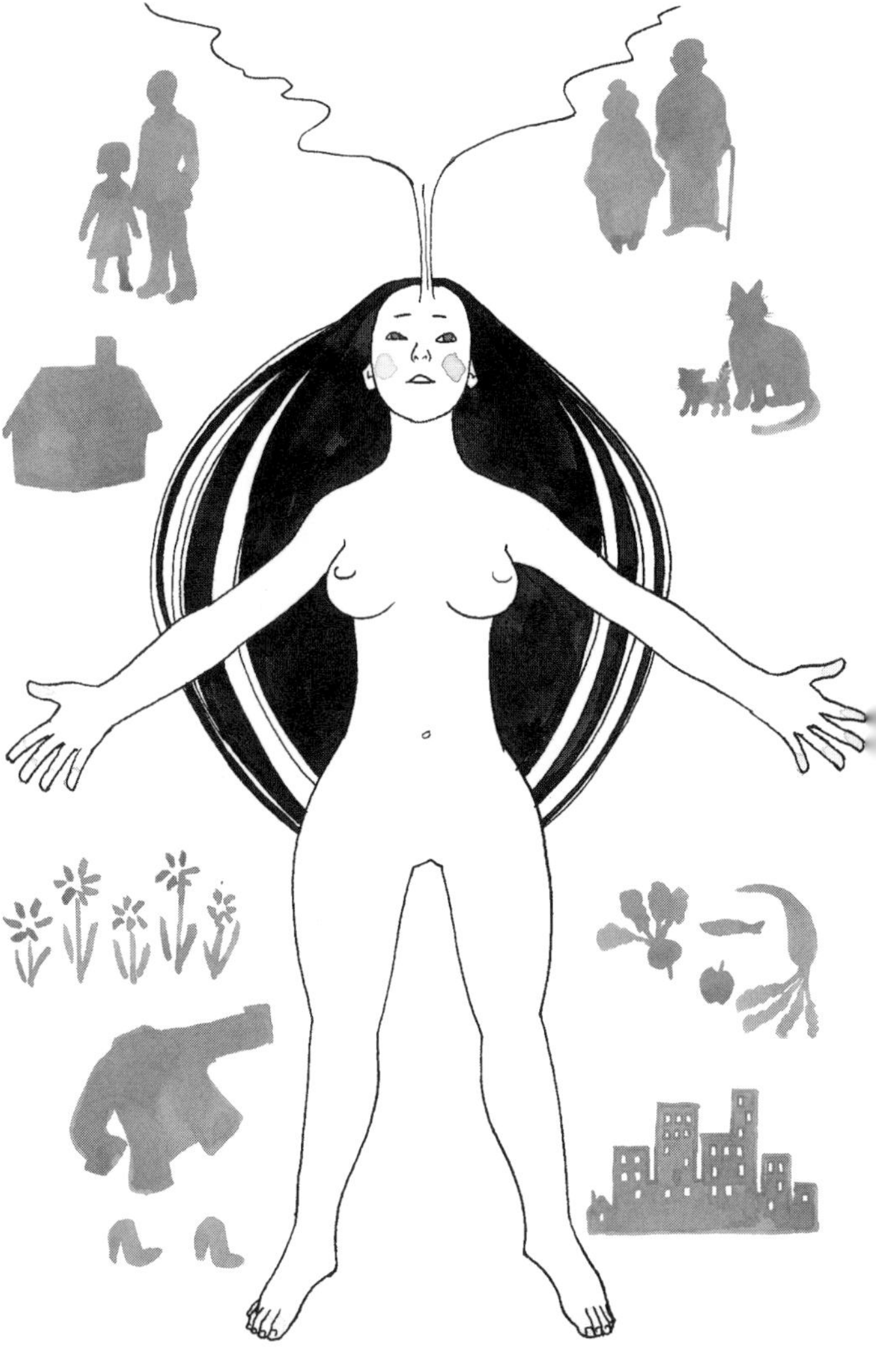

とのできないものであると言えます。

「仕事にはまったく関係のない親戚の人なのに、彼女とばったり会ったあとには、なぜか仕事のギャラが振り込まれていることが多い」「この道を通った時に限って、事務所に帰ると新しい仕事の依頼が来る」などなど、一見すると何の関係もないような事柄であっても、よくよく振り返ってみると、日常生活の水面下では連なっていたりする。そんな出来事や小さな変化を見逃さないためには、自分自身のデータの蓄積が不可欠です。

昨今、私たちの生活の中に取り入れられつつある「風水」という考え方も、「外経絡」を理解するためのヒントになるものと言えるでしょう。風水とは、自分自身の身体だけでなく、自分をとりまく環境（のエネルギー）を見つめ直し、引き寄せ、整えていくための古くからの知恵です。「外経絡」は、そのような外側からやってくるエネルギーと自分自身のエネルギーとが共に織りなし、編み上げる相互関係と言えます。

自分を取り巻くエネルギーに対して敏感になるためには、まずは、メモや日記によって自分自身のデータをとること、そして自分と周囲の変化の数々を見逃さない眼を養うことが大切です。何が自分を活気づけるのか、あるいは弱らせるのか。最初は、データを元に気づかされていたのが、皮膚感覚で気づくようになってくると、仕事であれ、学業であれ、生活全般の「運気」とも言えるエネルギーの波のようなものに対する感受性がどんどん研ぎ澄まされてきます。自分の身体だけが、自分自身なのではない。見えないけれども、自分とつながっている何かがある。そう自覚しながら外経絡を感知していくことで、自分が心底、愉快になれるものとの出会いが生まれ、大事に育む気持ちが生まれてきます。

人間関係を理解するための四つの気のタイプ

自分を取り巻く人間関係を観察してみると、たとえ、どんなに複雑怪奇な関係であったとしても、それらを構成している人間の要素は大きく分けて以下の四種類であるということがわかってきます。

(1)　自分のエネルギーを吸われる関係
(2)　相手の過剰なエネルギーを自分が受ける関係
(3)　互いのエネルギーが交流し合う関係
(4)　エネルギーの流れが生じない関係

三枝整体では、⑴の相手は、人間のタイプとしては、「睡穴《すいけつ》」と呼んでいます。

睡穴の人は、ポジティブ・ローテンションの、いわゆる善男善女であることが多いのですが、他人のエネルギーを吸うことに長けていて、一緒にいる人間をさりげなく消耗させる名人です。特徴としては、いつもだるそうに寝ており、起きていても寝ているような印象を与え、動作も話し方も決断もすべてゆっくりしています。

⑵の相手は、人間のタイプとしては、「汚穴《おけつ》」です。汚穴の人は、エネルギッシュですが、その過剰なエネルギーをもてあましていることが多く、周囲の人に自分の邪気をまき散らす結果になることが普通です。ネガティブ・ハイテンションの状態にあり、怒りや憎しみといった感情をバネにリベンジしようとのし上がった人です。成功者のほとんどが、このタイプに属します。

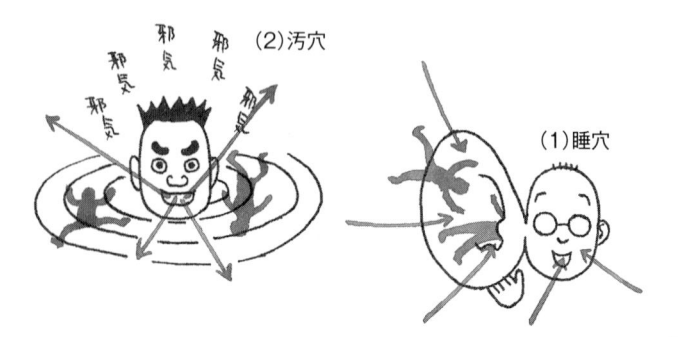

(2)汚穴

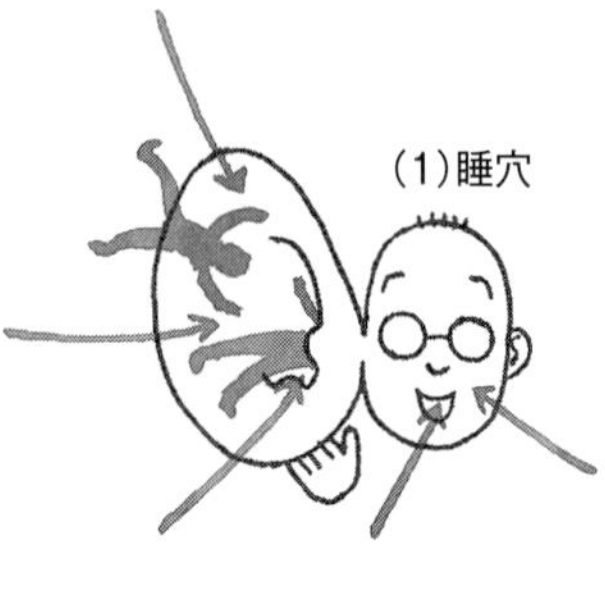
(1)睡穴

(3)の相手は、「互穴《ごけつ》」のタイプです。互穴の人は、普段は爽やかでほのぼのとした印象を周囲に与え、他人と対等で気持ちのいい交流ができる人です。ただし、滅多には怒りませんが怒る時は、損得抜きに鬼神のように怒ります。ポジティブ・ハイテンションの状態にいる人です。

(4)の相手は、「閉穴《へいけつ》」のタイプです。人とのエネルギーの交流が著しく少なくて、いるのかいないのかわからないような存在。生気に乏しく、ネガティブ・ローテンションの状態にあります。意外に、学生時代成績の良かった人も、少なくありません。

この四タイプは、血液型のようにそのまま、すっぱりと分類できるものではありません。どんな人でも、一人の中に、睡穴、汚穴、互穴、閉穴の四種類の経穴すべてを持っています（18ページ参照）。

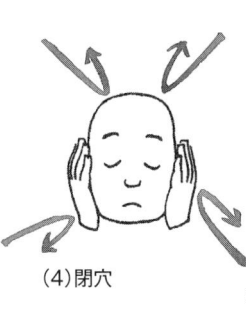

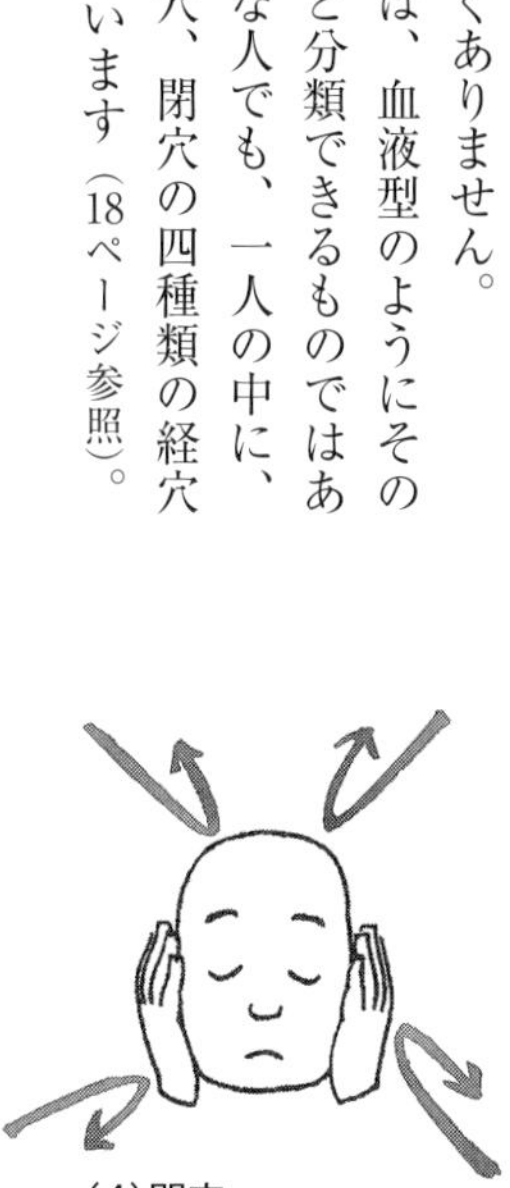

(4)閉穴

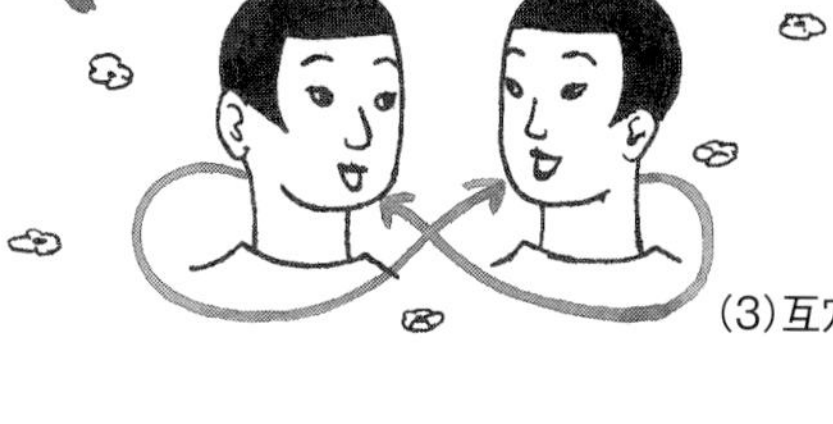

(3)互穴

どの経穴を多く持っているかのパーセンテージは人によって異なり、そのパーセンテージが多い要素がその人の気質となりますが、その割合は後天的な状況で変化していきますし、つき合う相手によっても、変化します。

窓から見えるものも含めて住居である

引っ越しをして、新しい家に移ったら運が向いてきた。逆に、引っ越しをして住む部屋が変わったら、なんだか病気がちになってしまった。そんなふうに、住環境は、人間の運気や健康に大きな影響を与えます。住まいそのものが外界の影響を受けやすいものですから、どこに住むかということで人間が受ける波動は変わりますし、それによって仕事や人間関係にも大小さまざまな変化が起こります。自分の住まいに風水の知恵を取り入れるのも大切なことですが、1DKのマンションの中だけが、自分の住居なのではありません。家の前の道や窓から見える風景も含めて住居になるわけですから、家相云々だけで家を選ぶことなく、その建物がどんな環境にあるのかも含めて住まい選びを行ってください。また、「きれいな建物だけど、どうもしっくりこない」「この部屋に入ると身体が冷えるような気がする」というような皮膚感覚も選択のための重要な要素です。

身につけるものでテンションを上げる

身につけるものを変えるだけでも、人間には変化が起こります。たとえば、内向したい、外界から自分自身を守りたいというような時、人間は、黒を好んで着ます。黒は、防御の色だからです。ですから、黒い服を着るということは、色の防弾チョッキを着るようなものなのです。逆に、ここでひとつ元気を出したいというような時は、赤を身につけるとテンションが上がります。

また、デザインで言えば、「これは誰も着られないだろう」というような奇抜なデザインのもの、あるいは誰もが手を出せるわけではない高価なブランドものの洋服を着てもテンションは上がります。また、洋服だけではなく、アクセサリーもテンション

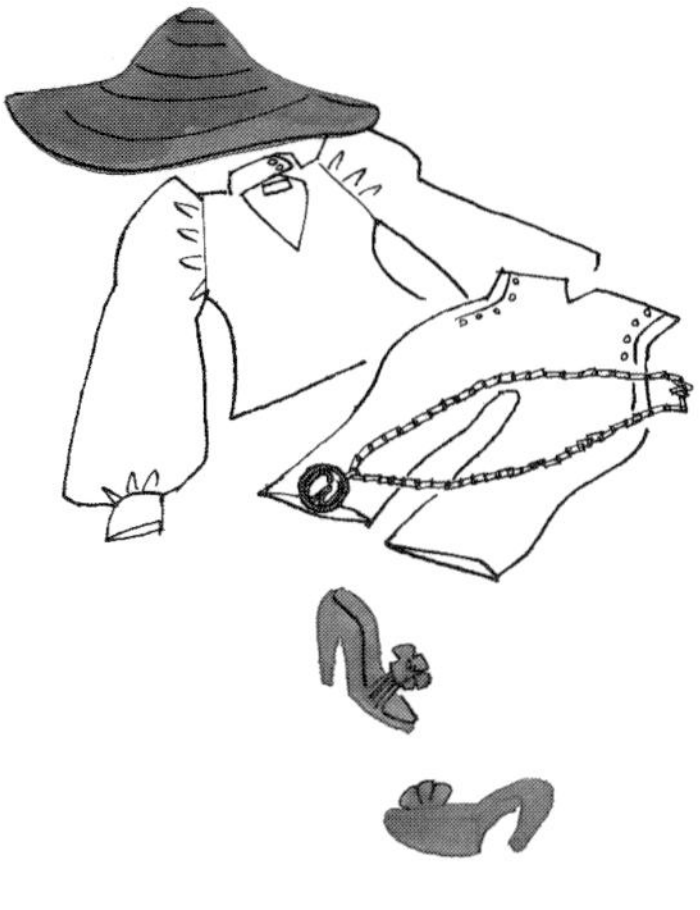

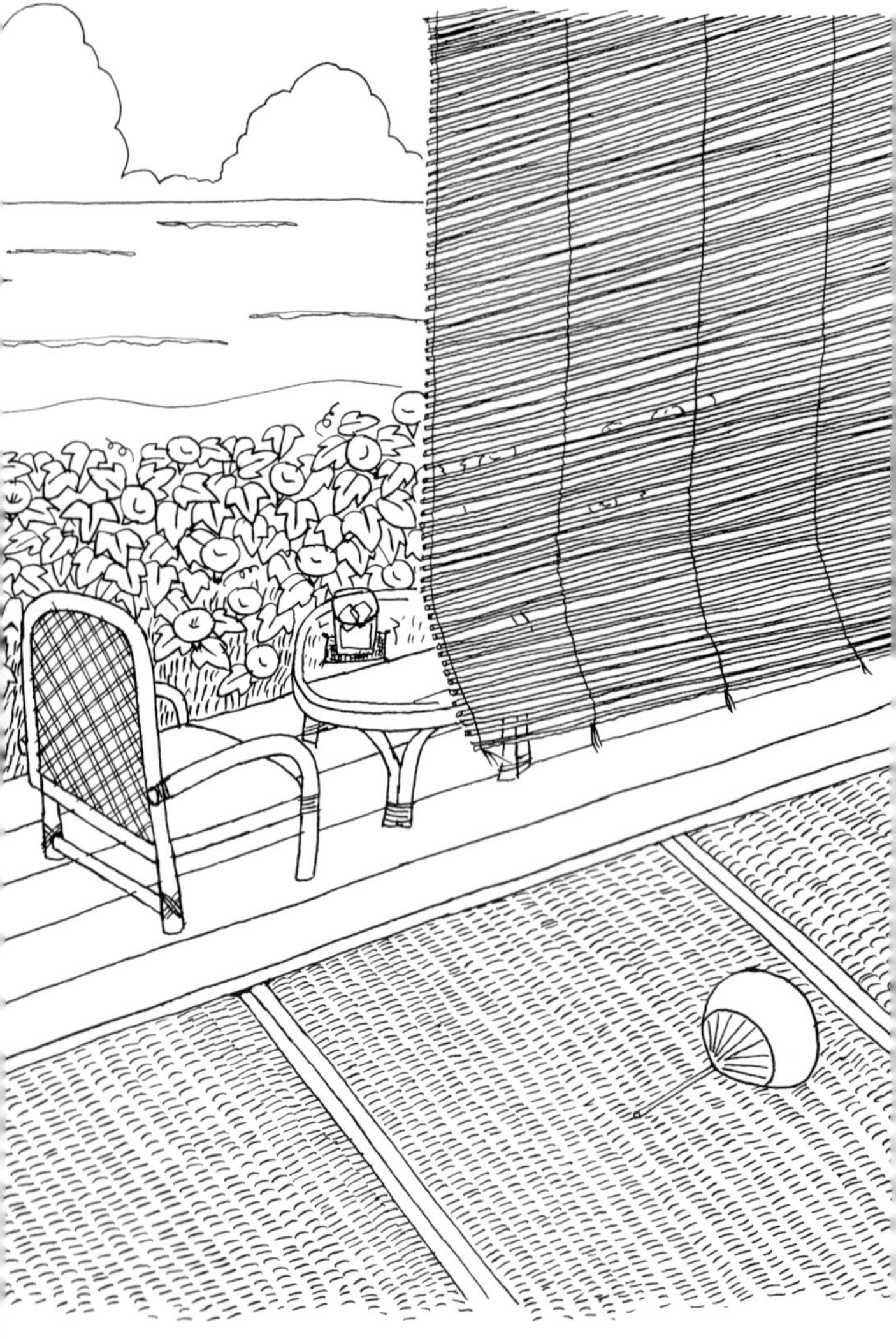

の上げ下げに関わってきます。基本的に大きな形のもの、ゴールドのものなどはテンションを上げると考えてよいでしょう。しかし、あくまで本人が着て、身体的に最もしっくりくるものがその時に正しい服と言えます。ですから、かなり無理のあるテンションの引き上げは問題と言えましょう。

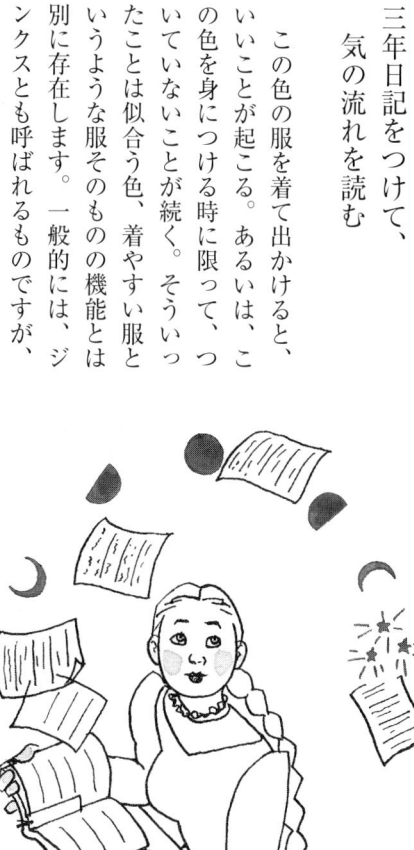

三年日記をつけて、気の流れを読む

この色の服を着て出かけると、いいことが起こる。あるいは、この色を身につける時に限って、ついていないことが続く。そういったことは似合う色、着やすい服というような服そのものの機能とは別に存在します。一般的には、ジンクスとも呼ばれるものですが、

その因果関係に気づくためには、三年日記をつけることが役に立ちます。何色の服を着ると、どういうことが起こるのか。誰と会うと、好調になるか不調になるか。起こった時には、すぐに気がつかなかったことでも、日記をつけて、それを読み返してみることで、どんな色が自分に影響を及ぼすのかがわかりますし、自分が陥りがちな出来事、物事が変化する周期などにも気づきやすくなります。

時には無理な買い物をすべし

分相応という言葉がありますが、自分の分をわきまえることばかりが良いとは限りません。分相応の品物を買っているだけでは、劇的なエネルギーの交流が起こるとは限りません。値段が高くて、どうしても簡単には手が出せないものを手に入れようとして頑張る。今、もらっている給料では手の届きにくい高価な物、そういう身分不相応な物を「エーイ」と思い切って買う。そんな、いい意味での無理をした時に、人間のテンションはぐっと上がるものなのです。もっとも、たまにでなければ、単なる浪費に繋がりますが、人生の勝負の時には、ぜひ思い切って！

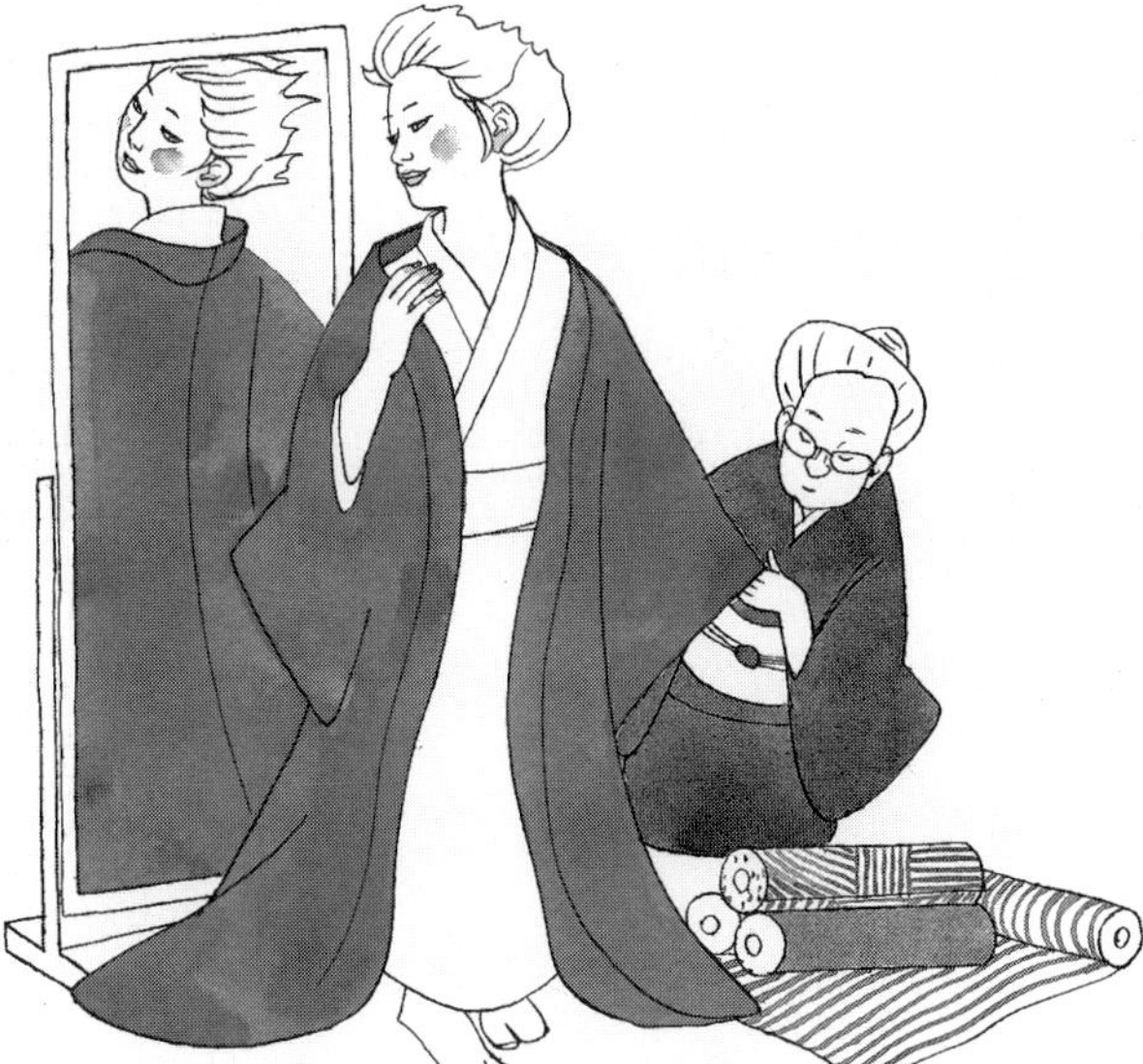

第二章

姿勢力《しせいりょく》

心を引き上げる姿勢の作り方

背筋をきちんと伸ばして、胸を張り、顎《あご》を上げたきれいな姿勢。そんな姿勢をとりながら、〝うつ〟になるのは大変難しいです。気持ちが落ち込んだ時には、誰しも自然と前かがみの姿勢になり、肩が落ち、胸も狭まってきてしまうものです。精神と姿勢の関係は興味深いものがあります。

たとえば、他人からの批判や攻撃を受ける時でも、きちんとした姿勢で聞くのと、猫背で聞くのとでは、ダメージの大きさも異なります。やはり、上向いた姿勢でいれば、たとえ邪気が来たとしても、その受け方も大きく変わってくるのです。

精神力が弱り、気持ちが落ち込むと人間は姿勢も崩れてきますが、逆に言えば、精神的につらい時期ではあっても、せめてもの、という思いで姿勢さえきちんと保とうと努力してみれば、その姿勢によって精神が引き上げられていくことも可能です。いわば「つらい時こそ姿勢力」。心が身体の在り方を定めるのではなく、身体が心を引き立てていくことだってあり得るのです。その身体を愛するということは、女性にとって（いや、人類全体にとっても）とても大切なことです。病気にでもならないかぎり、人は自分の心にばかり目を向けがちですが、爪も大事、足首も大事、手も大事。お風呂に入ったり、自分の身体の手入れをしたり、自分の身体を自分自身で慈しむ身体愛をまずは持っていただきたいと思います。

さて、姿勢の作り方を日本人ならではの方法論で見ていきますと、正しい姿勢とは体の上部ではなく、「臍下《せいか》の丹田《たんでん》（※）から作って上に持っていく」ものです。丹田を作る、ということを物理的に説明しますと、深い呼吸によって横隔膜《おうかくまく》が下がり肛門がしまっているという状態です。この状態ですと、腹圧が高くなり、背骨がきちんと支えられるということになります。これを昔の人は「腰ができている」「肚《はら》（腹）が据わっている」と呼びました（第七章「肚力」参照）。背骨が伸びるという状態は、丹田が作られること、腹圧ができていること、その結果の問題です。

ただし、外国にはそういう概念はありません。あえて英語で腰を訳そうとしても、それは明らかにウエストとは異なります。強いて言うならば、ヒップパワーとしか訳せず、尻の力、大臀筋《だいでんきん》の力としか言い表せない限界があります。腰という概念は、日本にしかありませんが、戦後の日本人は、西洋人と同様に腰、肚（腹）、肝《きも》ということがわからなくなってきているという事態に陥っています。日本の能楽というものは、腰ができている人たちの究極の立ち方、歩き方の見本です。西洋人のように尻で体を支える立ち方ですと、美しい立ち姿も三十代がピークです。けれども日本的な姿勢を身につけておけば、美の極致を六十代で迎えることも可能です。

※丹田の中心の位置には個人差がありますが、一般的には、おへその下に人差し指をあててそのまま残りの指をそえていった時の小指のところの奥（体内）です（134ページのイラスト参照）。

前かがみの姿勢では願望が遠のく

正しい姿勢を作るということは、当然のことながら猫背にならないということです。背中が丸まらないためには、上腕二頭筋の力をあまり使わないようにすることが肝心です。上腕二頭筋による引く力が強すぎると、脊椎が内側に曲がっていってしまうからです。そもそも蹴る力（伸筋）が強い足とは対照的に、腕や手は引く力（屈筋）が強くなるという傾向が直立した人類にはありますが、屈筋が強くなってくると、ムリをしようと力んだり、意識的な力ばかりが強くなってしまいます。ちなみに意識的な力というのは、意外にも願望達成能力とは逆の力です。願望は、意識し過ぎると遠のきます。願望達成能力は表層の意識ではなく、もっと深いところにある潜在意識から生まれるものだからです。

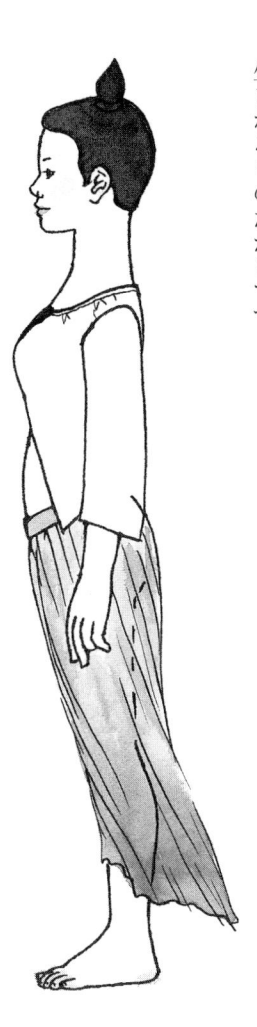

きちんとした立ち方を知る

人間がきちんと立つためには「一本の線」が不可欠です。これは、別に一本の針金が人間に通っているというわけではなく、ひとまずイメージの力によって喚起される身体の線だと思って下さい。

その線をどう意識したらいいかというと、まず肚《はら》を作った上で、頭のてっぺん付近から会陰《えいん》（性器付近）までを通過し、さらにそこから降りてひざの裏を通過して、足首のくるぶしを通ってから、地球の中心まで延びていくという線をイメージします。反対から見てみると、地球の中心から出ている遠心力に身体の中心を乗せるという感覚が持てると、一本の線を感じ出します。

正しく呼吸して初めて立つ

良い立ち方は、正しい呼吸法と深いかかわりを持っています。正しい呼吸ができないと正しく立つことはできません。⑴まず、静止時に息を吸う時には、必ずおなかをふくらませるようにします。胸筋や腹筋ではなく、下腹を突き出すような気持ちで。大きく息を吸って、しばらく止めたあと、ゆっくりと吐いていきますが、この時に、へそ下にある丹田《たんでん》（44ページ参照）に自然に力がこもるようにイメージしながら重心をグーッと地面に近づけるようにして、しっかりと立ちます。⑵同時に鎖骨も開いてしっかりと肩を落とします。さらに背骨の一番下にある仙骨《せんこつ》をそらせるように意識すると、自然にお尻のラインがきれいに出ます。

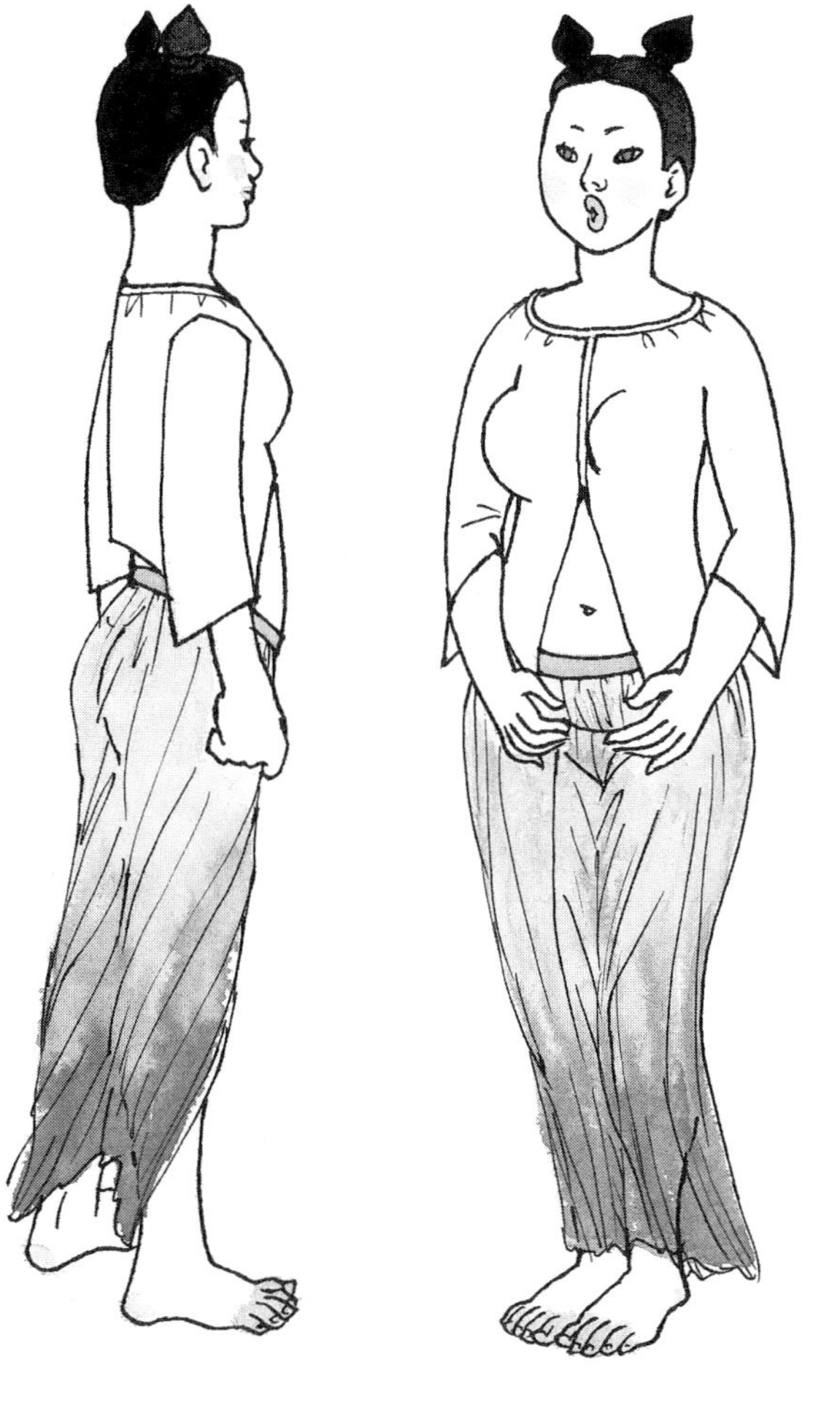

＊「正しい立ち方」については87ページでも触れています。

日本の生活様式を取り戻す

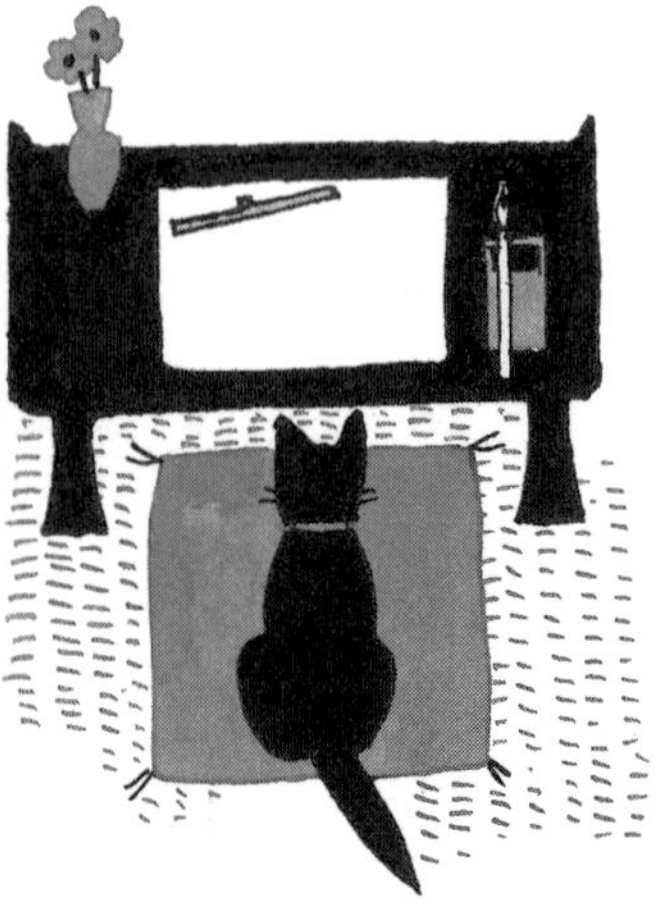

そもそも姿勢を作るということは一日、二日の短い時間でできることではありません。立ち方、歩き方をも含めた日常の動作が基礎になります。その日常の動作を生活の中で作れるようにと工夫されていたのが、古き良き日本が持っていた住まいや道具の素晴らしいところです。

まず、できることなら、たとえ二枚だけでもいいから、自宅に畳を持ち込んで下さい。日本人の生活は、とにかく畳がないと始まりません。畳、ちゃぶ台、こたつは、日本が生んだ愛の三点セットです。この三点セットで、まずは、正しい住まいやくつろぎ方を学んで下さい。

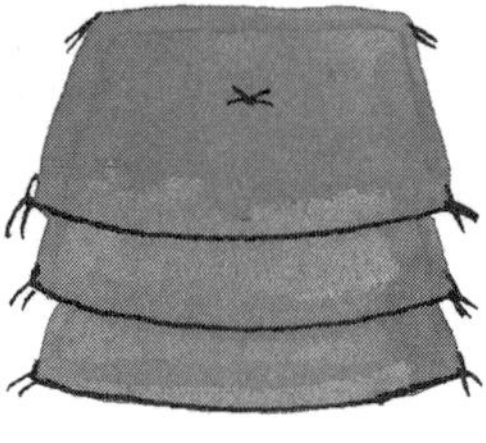

正座のススメ

正座をすると脚の形が悪くなる、などということが、まことしやかに言われていますが、これは戦後の日本に入ってきた大嘘であると言えましょう。きちんとした正座は、加圧療法にもなるほどです。加圧療法とは、ゴムバンドで体の各所をしめつけた後にぱっとほどくと、止められていた血流が勢い良く流れて、脚や腰の痛みが軽減する、あるいはむくみがとれてダイエット効果も期待できるというものです。考案者は、法事の際に長時間の正座をしてから立ち上がったところ、血がいっせいに流れて血行が良くなり、

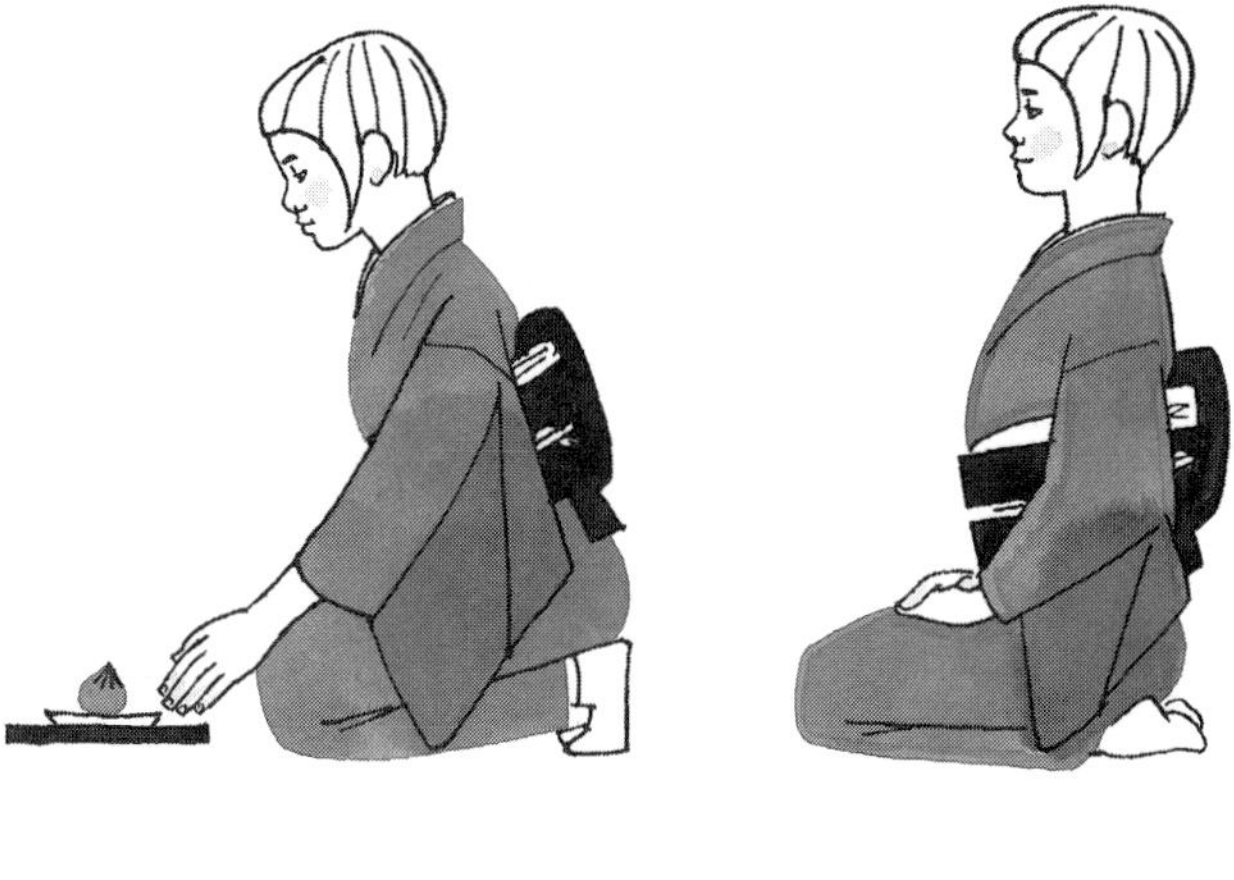

腰痛が軽くなったことから加圧療法のヒントを得たということです。

マンション暮らしが主流となった都会の暮らしの中では、正座をする機会も減ってきていますが、家の中に畳の部屋を作る努力をする、あるいは茶道、華道、武道などの習い事を通じて正座を続ける機会を持つなど、立ち方だけではなく、正しい座り方、美しい座り方も身につけていただきたいと思います。

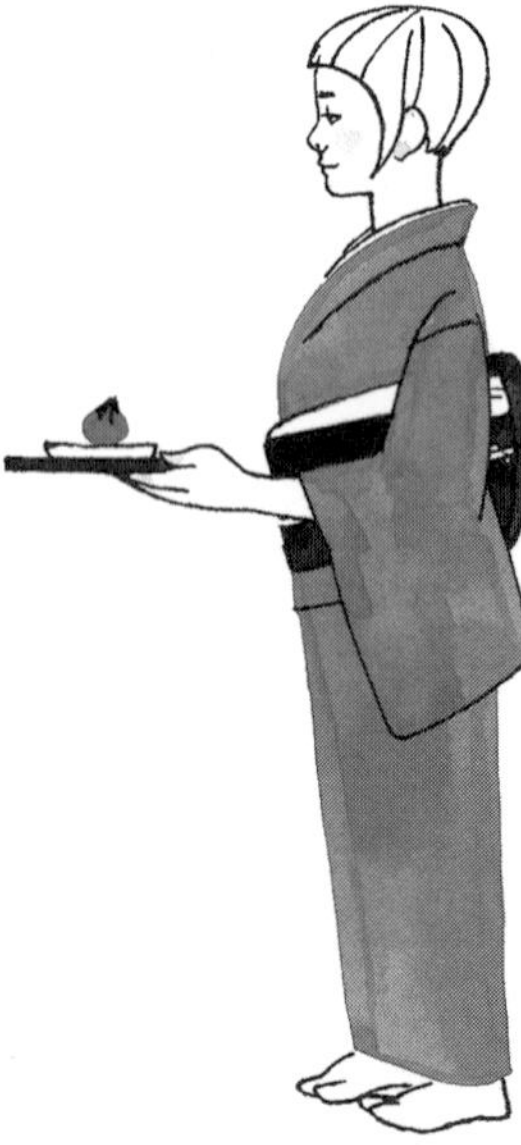

足の親指を生かす下駄・草履

きちんと立つことのできる姿勢力の基本は足の親指にあります。足の親指の力がきちんと生かされるように考案されているのが下駄や草履などの日本の履き物文化です。下駄や草履を愛用している人は、足の指が生きています。毎日の通勤時間に履くことは無理でも、週末や休日には、浴衣に下駄、着物に草履という和装を楽しむことをおすすめします。

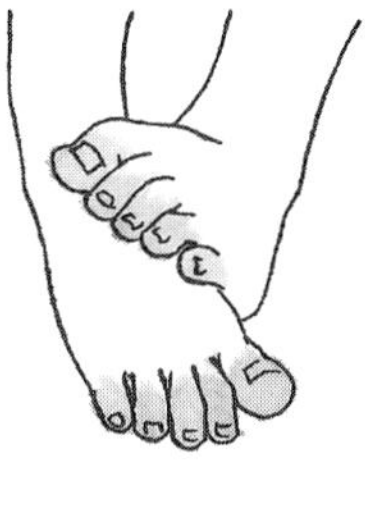

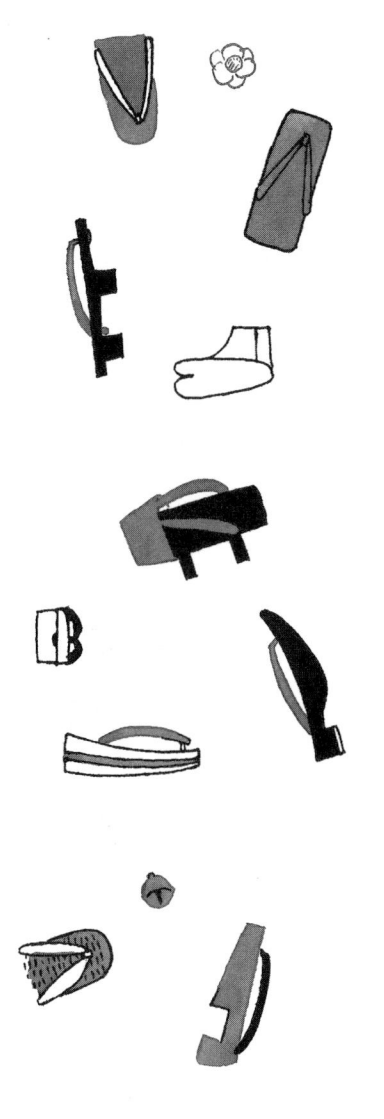

小尻は女の尻じゃない

ダイエットブームで小さなお尻がまるで良いものであるかのような風潮がありますが、女性のお尻は大きくなくては

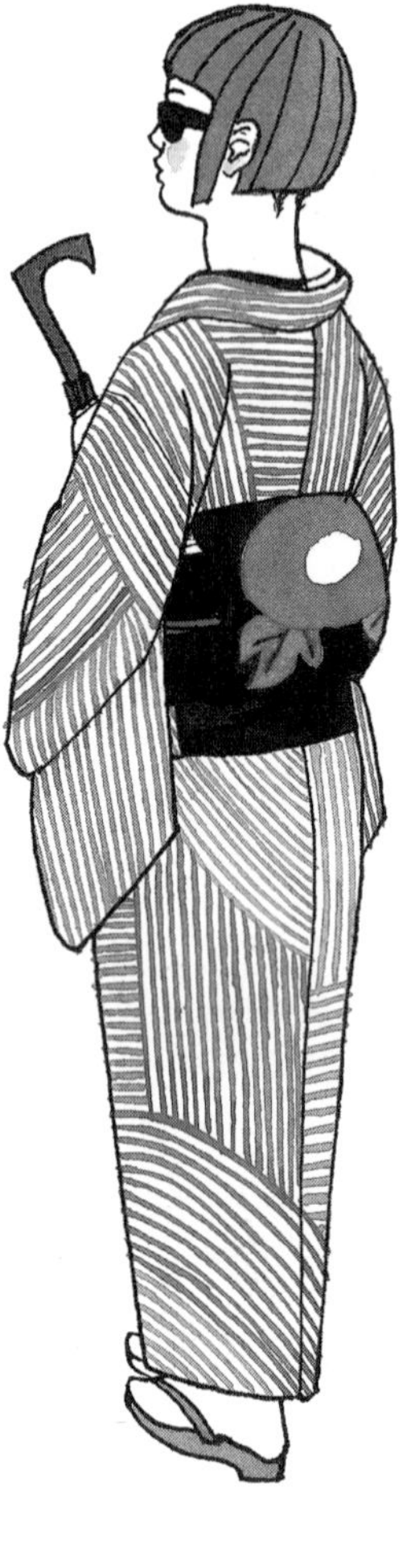

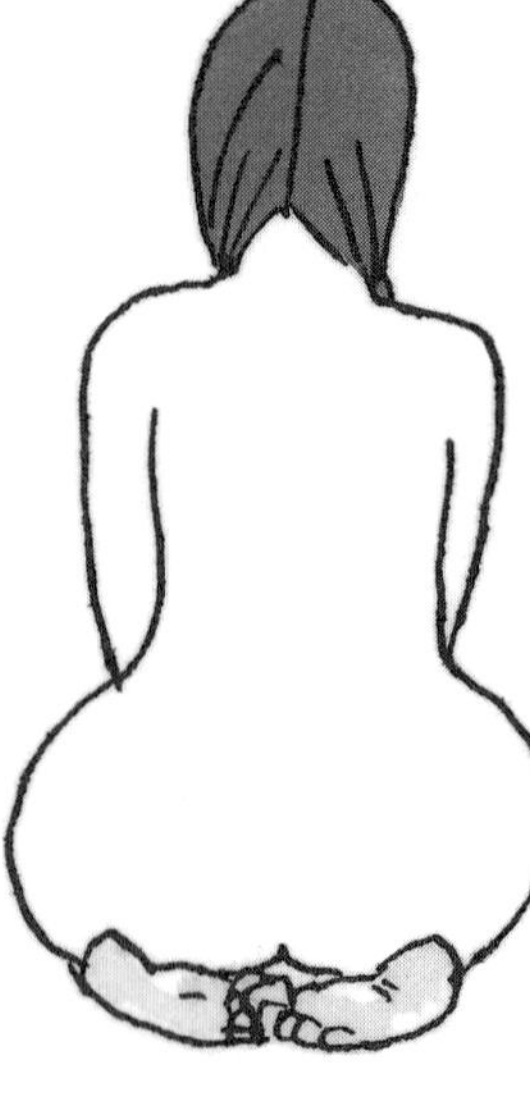

なりません。中臀筋《ちゅうでんきん》がきちんと発達していてこそ、しっかりした姿勢が保てるのです。小尻は、生理不順、生理痛、難産などを暗示するものでもあります。昔は、結婚前にお姑さんが「あの娘の尻ならばいい（性生活がちゃんとできて子どもが産める）」と嫁の腰と尻を見て、結婚の許可を出したものでした。女性としての力量は尻に現れるものでもあったのです。

胸腺を叩いて元気になろう

「私にまかせなさい」と言って、尻をたたく人はいません。「まかせて」と言う時、人は胸をバン、と叩くものです。これは、無意識的なものではありますが、

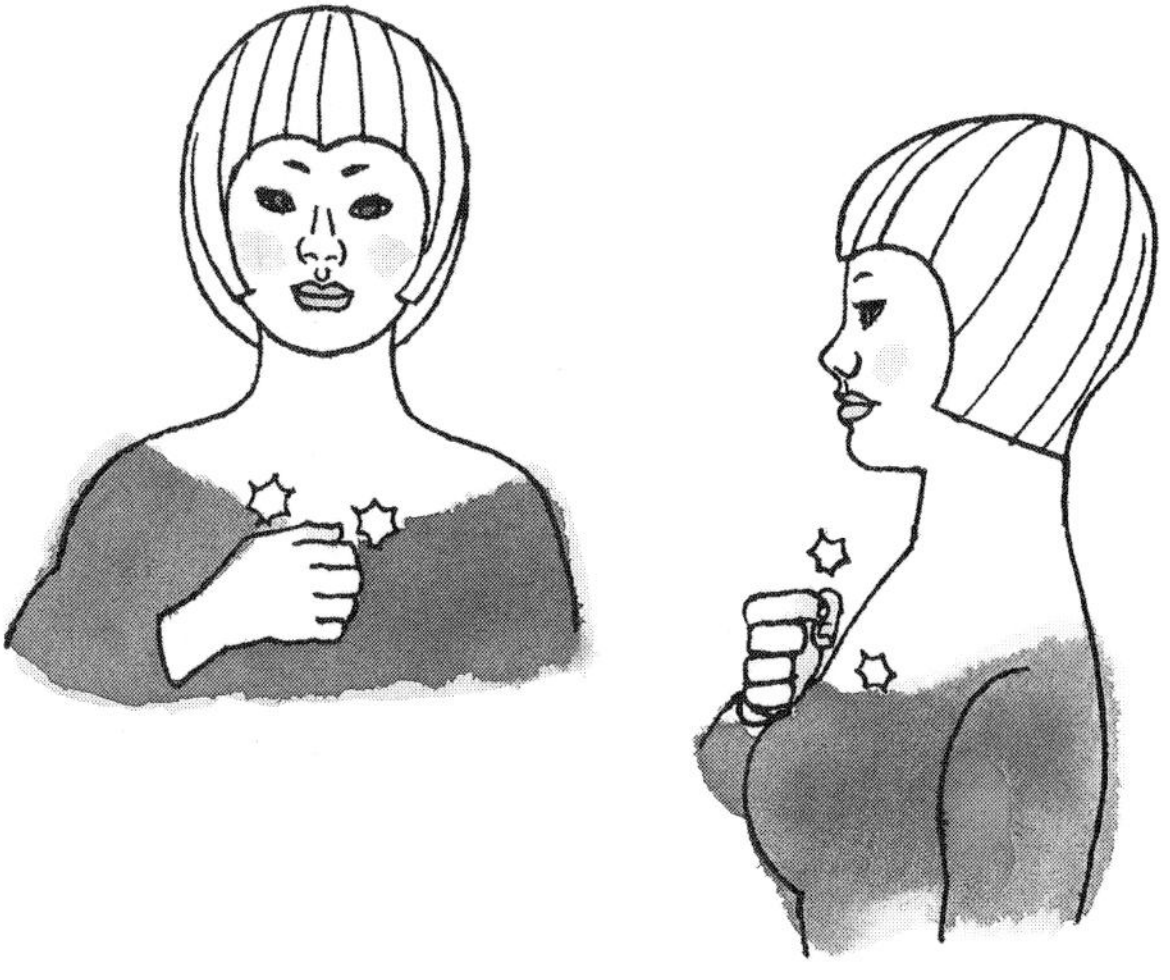

胸を叩いて自分を強めるためのしぐさです。不安をしずめるために、思わず胸を叩いてしまうこともあるものです。ゴリラも、自分の胸をポコポコと叩く時がありますが、あれと同じことですね。胸の下には、「胸腺《きょうせん》」といって、人間の免疫力の総司令部とも言える部分があります。胸腺には、環境汚染や人間関係など、あらゆるストレスからの悪影響を中和してくれる働きがありますから、ここを時折り叩いてみるのは良いことです。軽く手を握って平らな面を作り、トントントン……とやさしく小刻みにリズム良く自分の胸腺を叩いてみましょう。叩く時には、身体をしめつける服や下着は脱いで、ゆったりとした服装に着替えましょう。ストレス、プレッシャーなどでかたくなになっていた気持ちがゆるみ、気持ちが明るく前向きになってきます。

雑巾がけはセルフ整体

正しい姿勢作りのためには、まずは雑巾がけに励みましょう。こう聞いても、何か素っ頓狂な感じがするかもしれませんが、実は理にかなったことなのです。なぜならば、雑巾がけの時には四つんばいになりますが、この姿勢は日ごろの二本足歩行によって疲れ、歪みがちな背骨を休ませ、矯正してくれるからです。さらに、そのまま、たったたっと走ってみれば、自然に身体のずれを直す良い運動にもなります。雑巾がけの時には、猫が伸びをするかのような姿勢になりますが、この姿勢はこってしまった肩をほぐし、股関節やひざの関節の運動にもなります。さらには、雑巾をすすいで固く絞る時には、いつもはあまり使わない小指にも力が入ります。手足の指は、すべて内臓と深く関わっていますが、小指は、腎臓などの泌尿器系に直結しているため、冷え性の女

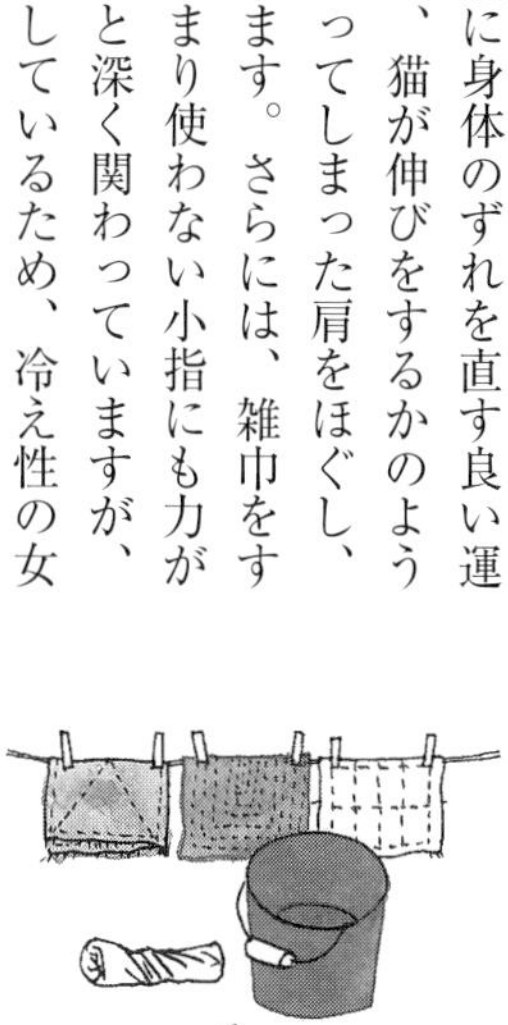

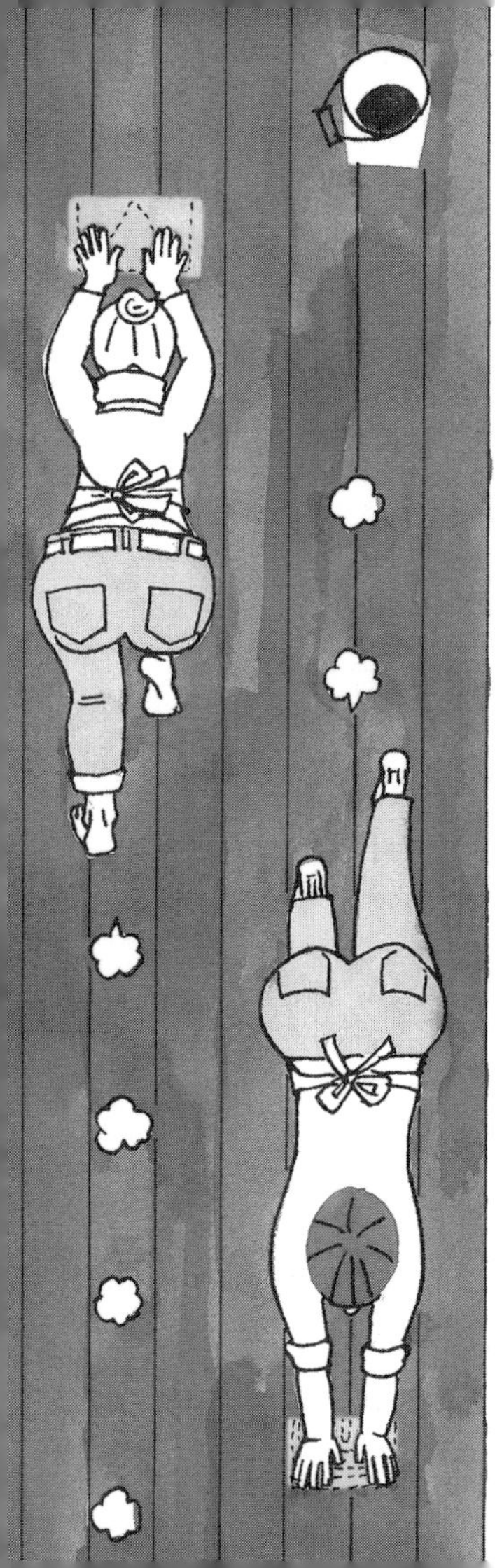

性には最適のツボ。日常の掃除をまめに行うことで、身体も健康を取り戻していくことになります。

肩の荷をおろしてリラックス

肩が上がったままの姿勢では、リラックスすることもいい仕事をすることも、いい人間関係を保つこともできません。ストレスや緊張感で上がったままの肩を、一度上げた後にすとんと楽におろしてみましょう。一日十回はリラックスして、意識して肩を落とすことを心がけてみましょう。いからせた肩を下げてみれば、その時に不必要な心の荷物もおりてくれるかもしれません。

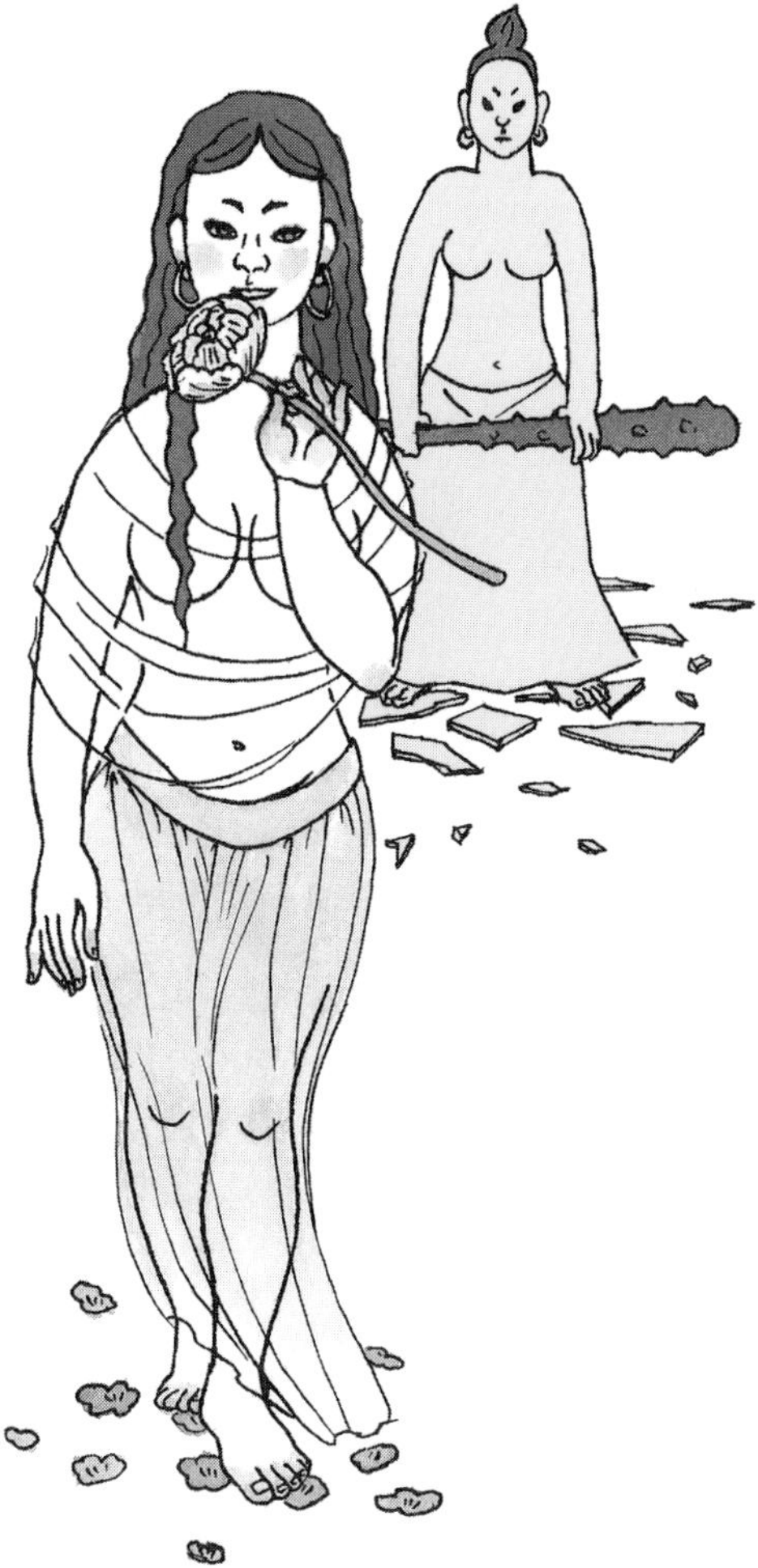

コラム

身体を作る和服の効用

衿《えり》をあわせる。帯をしめる。民族衣装として日本人の身のこなしを作ってきた着物を実際に身にまとってみると、その着付けのポイントは、中心線と丹田であることが実感できます。着物に袖を通したあと、左右の衿をあわせる時には、身体の中心を通る一本の線を定めなければきれいな衿元を作ることはできません。また、その後に帯をしめる際には、洋服のベルトとは異なり、臍下丹田《せいかたんでん》を意識する必要が出てきます（44ページ参照）。さらには、和装の際の草履には、足の親指を意識させる働きもあります。

着物は、単に身体を温め、飾るためのものではなく、日本人の姿勢を正し、身体を作り上げる機能をも持っていたものであると言えるでしょう。

着物は、そもそもは、日本人の普段着だったものですが、現代では、日常を離れた「晴れ着」としての側面が強調されているようです。価格的にも高価な物であり、正絹の着物を一から新調しようとすると、かなりの出費となってしまいますが、どこの家にも、お祖母ちゃんやお母さんのお古がタンスの中で眠っているはず。ですから、これらの古着をまずは活用してみましょう。

着物の良いところは、帯をしめる前の「おはしょり」によって、多少の体型の違いはカバーできることです。どうしてもカバーできない場合は、「悉皆屋《しっかいや》」と呼ばれる着物全般の相談所（洗い、染め直し、仕立て直しなどを請け負う）へと持ち込んでみると良いでしょう。

最近では着物ブームにより、街の古着屋さんも活気を帯びており、また、インターネット販売でも掘り出し物が多数取りそろえられています。上を見ればキリがありませんが、普段着としての着物なら古着からはじめても充分に楽しむことができます。それでも、着物への敷居が高い、という人は、まずは夏の浴衣から和装生活に入ってみるのも気軽で心地の良いものです。

○銀座もとじ　悉皆　電話03-3535-3871
http://www.motoji.co.jp/storeinfo/Shikkai.htm

第三章

熱力《ねつりょく》

冷やさない、ということの大切さ

女性たるもの、身体が冷えていたのでは、何事も成すことはできません。身体の冷えを取る方法はいくつかありますが、まず一番手っとり早い方法が、風呂や温泉に浸かって身体を温めること。ただし、同じ風呂場の中ではあっても、風呂とシャワーはまったくの別物と考えます。暑い国の人が汗を流すために使うのがシャワー。それに対して日本人は、寒い時に身体に熱量を取り入れるために風呂や温泉に入ります。身体を洗うためではなく、温まるための道具がお風呂なのです。身体を洗うだけならシャワーで事足りますが、身体を芯から温めることを目的とするならばシャワーでは無理。ゆったりと浴槽に浸かりましょう。また、帰宅した夫に「お風呂にする？　食事にする？」と聞くような習慣は外国にはありません。つまり、日本人にとってお風呂とは、熱をとり入れるための、食事の一種です。

けれども、お風呂には適切な浸かり方があり、その方法を間違えると、かえって身体に負担をかけることにもなってしまいます。たとえば、熱いお湯にいきなり首まで浸かってしまうと、血流の良いところにばかり血が集まってしまうという現象が起こります。入浴時の「肩までよく入って百まで数えなさい」という親の教えは、子どもには一番向かない酷なことであり、老人であれば脳血栓や脳溢血なども起こしやすくなります。

体の中で特に血流が滞りやすい箇所は、首と肩甲骨《けんこうこつ》と肩です。肩甲骨が硬くなると肩に血が行きにくくなり、首が硬くなると頭のほうに血が行きにくくなります。ところが、お風呂に入っていきなり血流が良くなり、身体がゆるむと、かえって脳溢血の原因になったりもするわけです。お風呂のお湯は、肩まではなく、横隔膜のところまで、つまりは脇の下まで浸かる「わき湯」で充分です。

首の後ろ、ひざ裏、足の甲、肘《ひじ》の外側は身体の中でも特に冷えやすい箇所です。冷えからくるこりを取るには、全身ではなく、身体の一部分だけを温める部分浴や温湿布の方が効果的な場合があります。ここでは、身体に負担をかけずに冷えを取り、身体に熱力を取り戻す方法をご紹介します。

足湯で老廃物を排出する

足湯を行うことの一番の効用は、腎臓の機能、つまり水分や老廃物の排出機能を高めることです。足湯を行うと身体の芯から温まるため、汗とともに体内の毒素を排出でき、併せて腎臓の冷えや疲労を取り去ることもできます。風邪を引いた時、二日酔いでだるい時、肩や首がこった時などにも効果的です。また、足の裏は人間の邪気も出やすい場所ですから、ストレスが溜まっているな、と感じた時にも足湯はおすすめです。

ただし、足湯には好転反応（身体の病んだ部分が良くなっていく前の段階で、一度、悪いものを外へ出そうとして、頭痛、湿疹などさまざま症状が出てくること）が起こる場合があり、腎臓の機能が高まるために身体が一気に老廃物を出そうとするあまりに、一時的に肌が荒れることもあります。足湯をして、好転反応が出てきた場合には「身体の掃除が進んでいるのだ」と思い、まずは喜ぶことにいたしましょう。もちろん、不安になったら中断しましょう。

くるぶしまでを温めることを足湯、ひざまでを温めることは「脚湯《きゃくとう》」と言いますが、脚湯は消化器系のトラブルに効果的です。たとえば、急激な下痢の時などには早い効き目が期待できます。

〈足湯の行い方〉

(1)　足が楽に入り、足のくるぶしから十センチ上くらいまでをつけることのできるバケツを用意します（温度調節が可能な専用機器もある）。
(2)　バケツの中に四十二〜四十三度くらいのお湯を入れます。
(3)　首や肩、ひざが冷えないようにタオルをかけます。
(4)　足湯は、通常二十分と言われているが四十分を目安に、風邪の時などは、一、二時間くらい入らないと、汗が出ない場合があります。
(5)　お湯がぬるくなってきたら、さし湯をしましょう。
(6)　全身が温かくなり、頭のてっぺんからも汗が出てきたら終了とします。
(7)　最後に、足の甲、指の間、くるぶし、爪の上、そして足の裏をやさしくこするようにすると、お湯がにごり、老廃物を落とすことができます。足が軽くなるのを体感しましょう。特に、体調が悪い場合は、汚れがひどいですが、単なる汚れというより心理的な疲れも一緒に取れる場合もあります。

＊1　通常、足湯の温度は四十二〜四十三度が適温ですが、個人差があり、それ以上でないと感じない人もいますが、低温やけどには十分注意してください。
＊2　なお、風邪の時は一、二時間が適当ですが、風呂に十五分ほど入ってから、足湯に一時間ほど浸かる方法もあります。ご自分の体質体調をよく考えながら、

是非、工夫してみてください。

＊3　脚湯の場合は、ひざまでを浸けるのでバケツではなく、浴槽にお湯を張って、湯ぶねの端に腰かけて脚を浸ける。

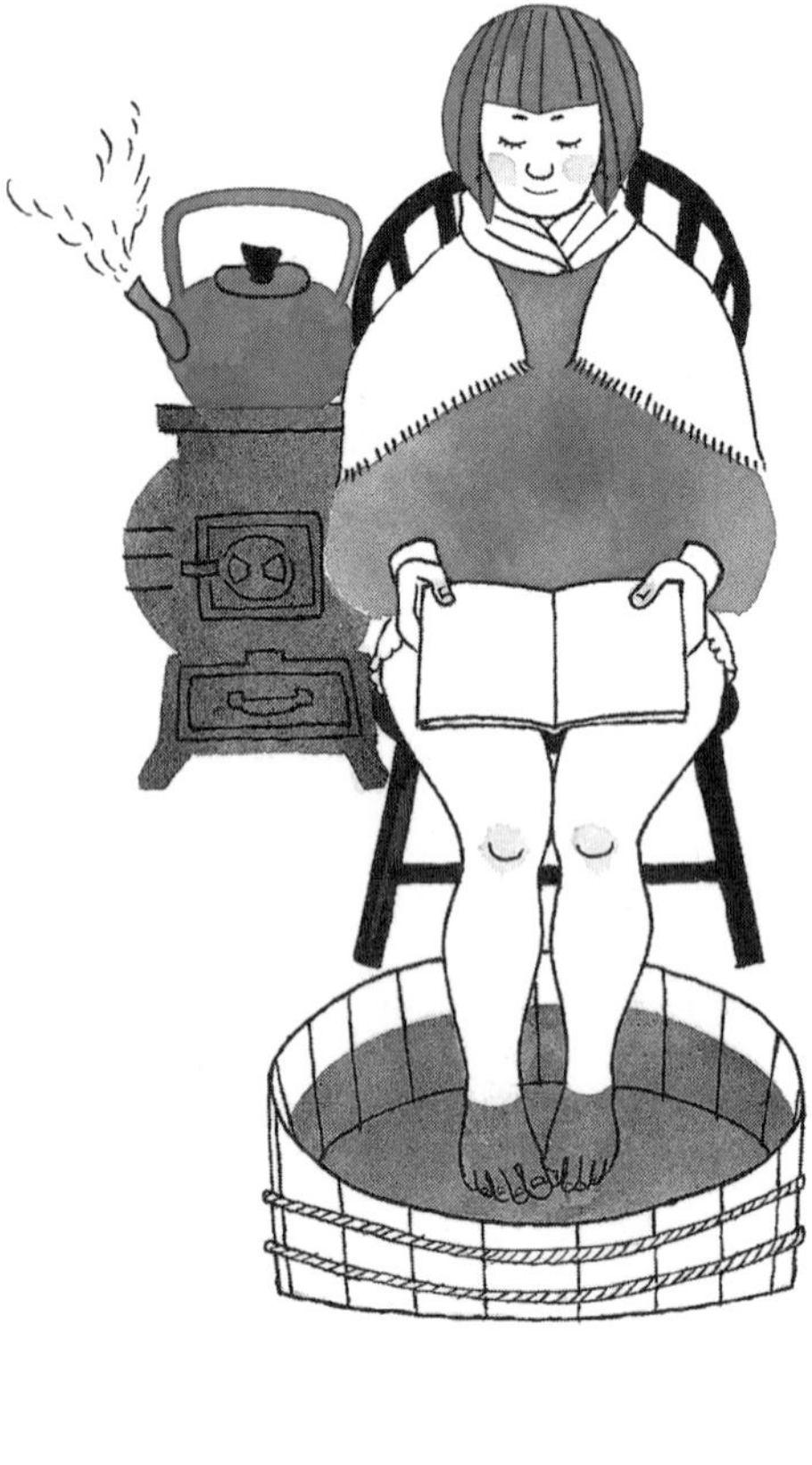

腰湯で仙腸関節をゆるめて、心身をリラックスさせる

上半身と下半身をつなぐ役割を持つ股関節の周囲は、血流が滞りやすい場所です。ゆったりと腰から下だけをぬるいお湯に浸けることによって、仙腸関節（※）がゆるみ、その可動性を高める働きが得られます。さらには、全身をゆるめる効果があり、精神的なリラックス効果ももたらされます。足湯では好転反応が出やすいのに対し、腰湯の効果は穏やかですので、むしろ美容効果を求める場合は腰湯を選ぶと良いでしょう。

※ 仙腸関節とは、骨盤のほとんどを占める腸骨と、背骨の最後の逆三角形の仙骨との繋ぎ目のような関節を指す。扇の要のような大事な関節。

〈腰湯の行い方〉

(1) 浴槽の中に腰掛けを入れ、おへその少し上くらいまでがお湯に浸かるようにする。脚を長く伸ばせるバスタブの場合は、そのままおへその少し上までお湯を張る。お湯の温度は通常の入浴よりも少し高く設定する（四十一〜四十三度）。

(2) 二十分を目安にして、全身が温まって汗が出てくるまでお湯に浸かる。この時、手と肘は外に出しておくこと。

＊ 腰湯の場合、風呂場の換気扇や冷気により、上半身が冷えすぎることがあるの

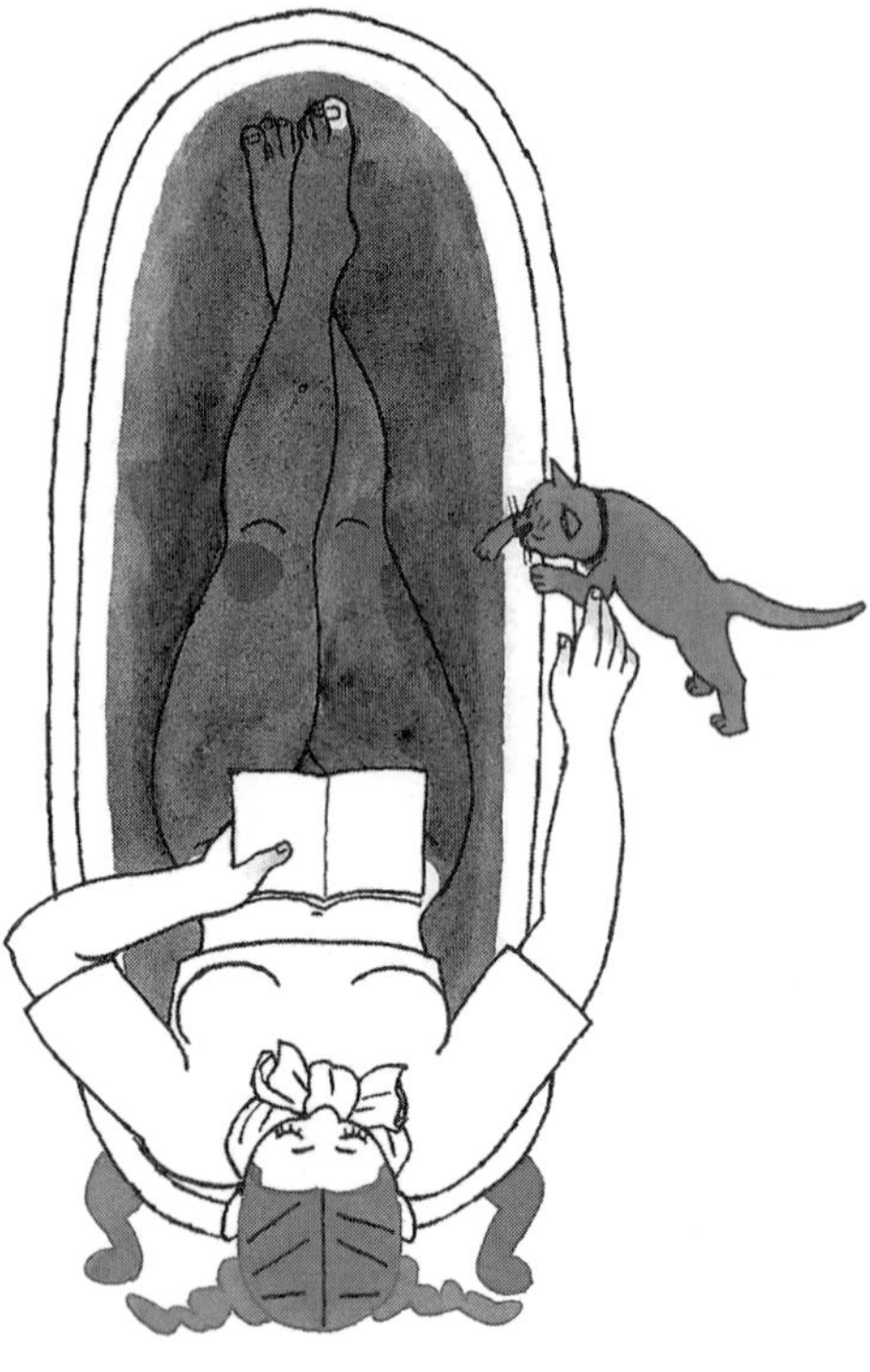

で、セーターなどを着て、上手に汗をかきましょう。

肘湯で頭や眼の疲れを取る

文章を書いたり、細かな仕事の蓄積で頭の使いすぎに陥った時には、肘湯《ひじ》をします。肘を温めることによって、腕だけではなく、肩や首筋がゆるみ、頭や眼の疲れも取れてきます。考えに行き詰まった時なども、肘を温めると脳が非常にリラックスするので、次の構想が湧いてきたりします。

また大胸筋がゆるむので、気管支炎などの肺の炎症を起こした際も肘湯を試してみましょう。

〈肘湯の行い方〉

(1)　楽に座りながら、テーブルの上に曲げた肘が入る大きさの桶かたらいを用意する。

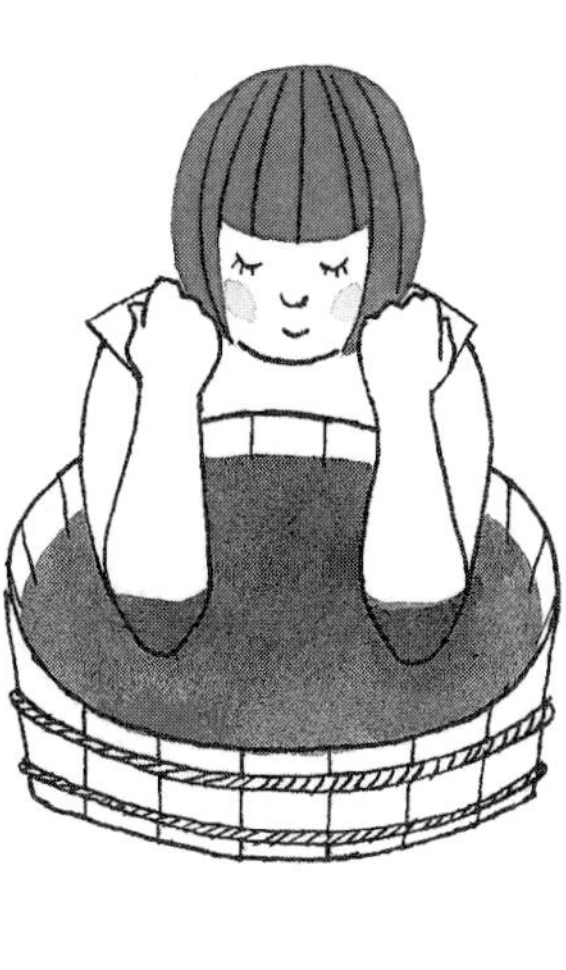

(2) 少し熱め（四十三度以上）のお湯を容器に入れ、疲れを感じている側の肘を楽に曲げた格好で浸ける。
(3) お湯の温度が下がってきたら、さし湯をする。
(4) ひとまず二十分以上を目安にして、首筋や頭が汗ばんできたら終了する。

湯たんぽは陶器製を

足先が冷える時、それから寒い冬に風邪をこじらせた場合は、湯たんぽで足（特にアキレス腱と足の甲）を温めます。湯たんぽはアルミ製ではなくて、陶器製のものをおすすめします。アルミ製のものは、お湯が熱いうちはやけどをしやすく、それでいて短時間しか保温することができません。陶器製の湯たんぽであれば、十二時間はほとんど温度が下がらず、温もりを保ちます。

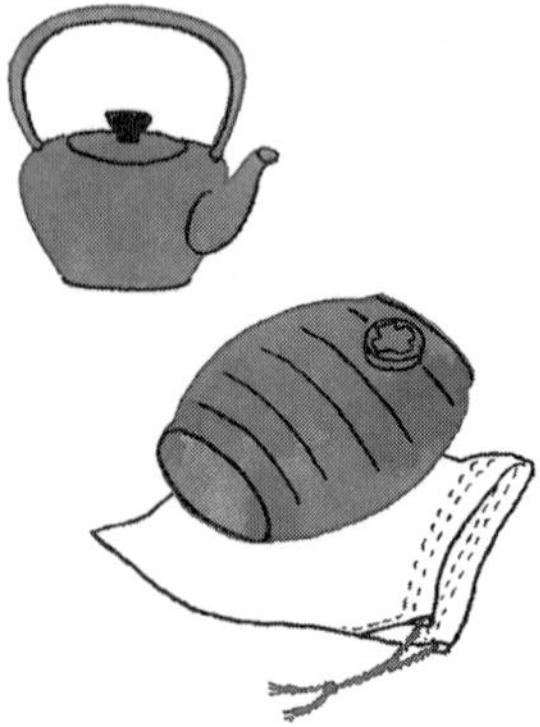

こんにゃく湿布で毒素を出す

身体を温めると同時に、毒素をよく吸って体外に出す働きがあるのは、こんにゃくによる湿布です。こんにゃくは、熱の持続性が良いので一度茹《ゆ》でておけば患部を長時間温め続けることができます。肝臓や腎臓を温めることによって、代謝能力も高まり、水分代謝が良くなるので、むくみや皮膚炎が気になる人も試してみるとよいかもしれません。約一時間でできる全身の疲労回復作戦です。

〈こんにゃく湿布の行い方〉

(1)　こんにゃく二丁を十分間茹でる。
(2)　やけどに気をつけながら、一丁ずつハンドタオル二、三枚で包む。
(3)　タオルで包んだこんにゃくを右の脇腹（肝臓）とお腹の上に三十分置いて身体を温める。脇腹とお腹の湿布が終わったら温めた部分を冷たいタオルで拭く。
(4)　次に背中の二カ所にこんにゃくを当てて、できれば二十分以上腎臓を温める（ただし低温やけどに注意）。終わったら温めた部分を冷たいタオルで拭いてから、時間の許す限り静かに休む。

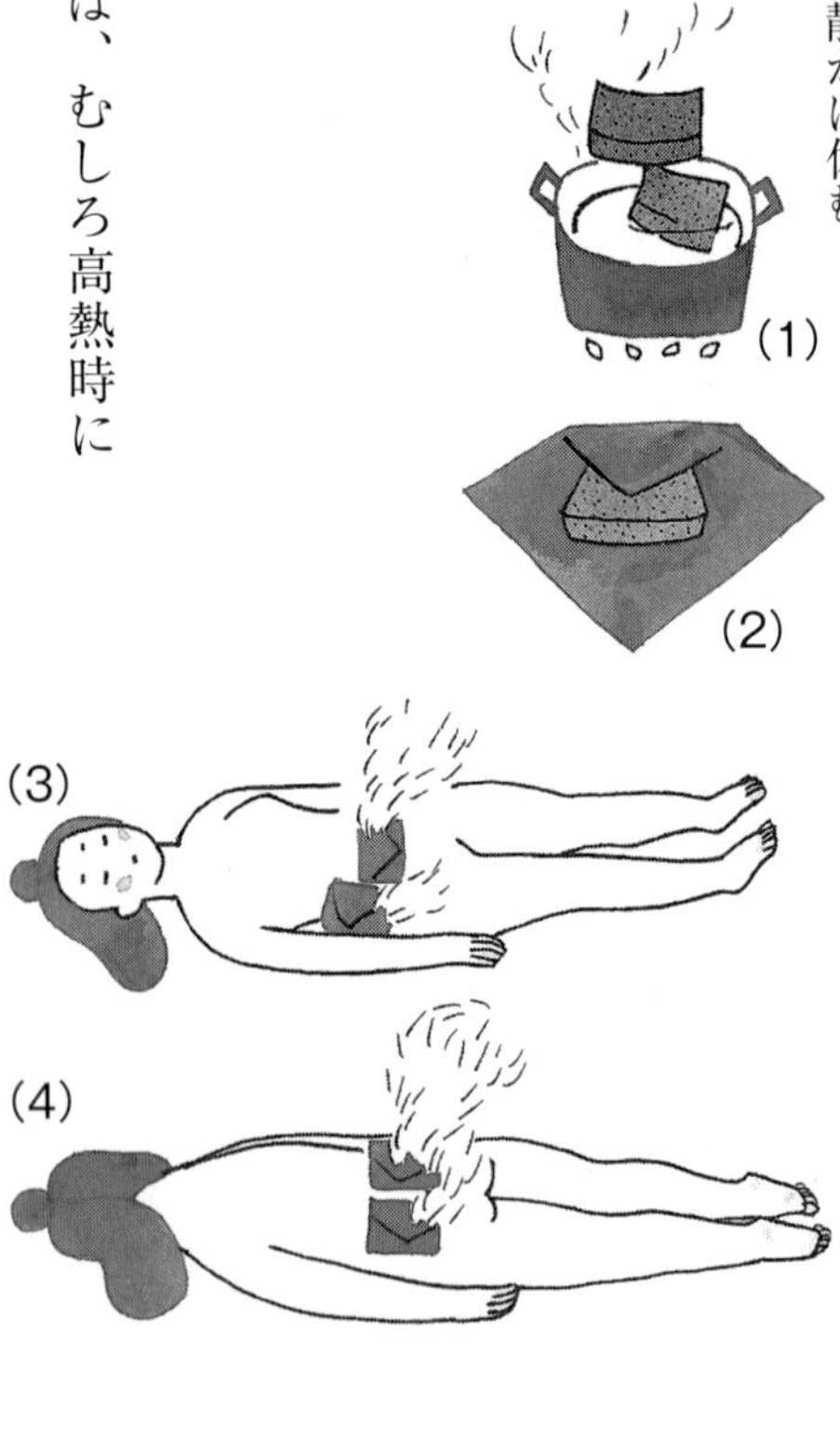

蒸しタオル湿布は、むしろ高熱時に試してみる

蒸しタオル湿布は、風邪やインフルエンザなどで三十八度以上の高熱が出た時に、

試していただきたい方法のひとつです。花粉症の症状が出る春先にもお試し下さい。

〈蒸しタオル湿布の行い方〉

(1) 薄手のハンドタオルを熱湯に浸して蒸しタオルを作る。
(2) ハンドタオルをさらに四つに折って小さくする。
(3) タオルを後頭部に当てる。

＊花粉症の時には、大きめのタオルを使う。また、この蒸しタオル湿布は、日本脳炎による高熱、うつ病の時には行わないこと。

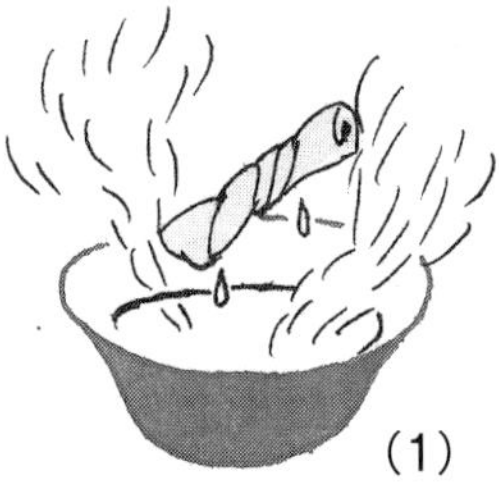
(1)

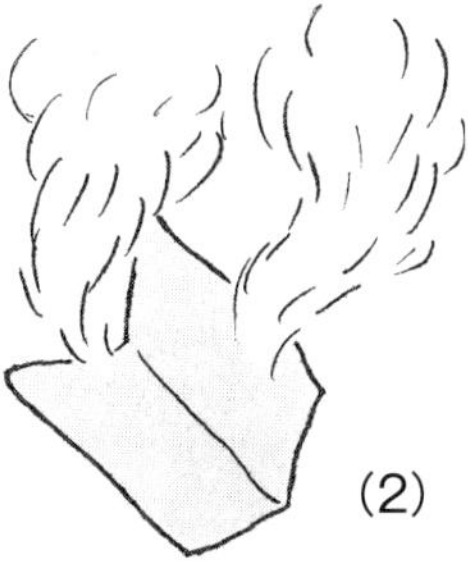
(2)

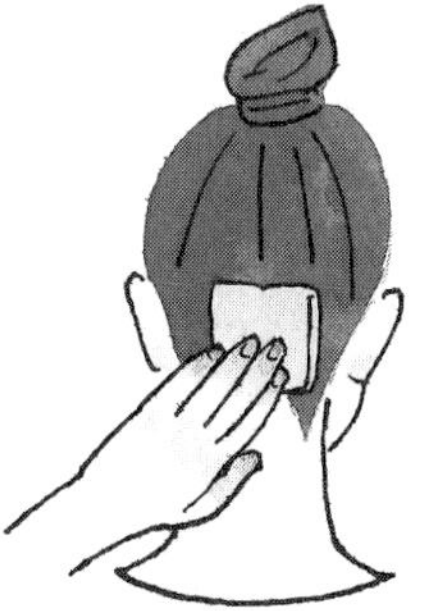
(3)

コラム

足湯器と五本指ソックス

人間の邪気は足から出ていくと言われています。足をお湯に浸けることで身体の冷えを取るだけでなく、邪気までも出してくれる足湯は、健康な生活を送ろうとする人にとっては、基本の習慣になります。足湯の温度は、四十度から四十三度くらいの間が適温ですが、時間の経過によりお湯の温度が下がってきますので、途中でさし湯をする必要が出てきます。そのさし湯の手間なしに、ずっと同じ温度を保ってくれる機具があると便利です。足湯が一般化してきた現在では、各種の電化製品が出回っていますが、私は、保温のためのサーモスタットの機能がついている足湯器をおすすめします。なお、サーモスタットの性能は、メーカーによってかなり差がありますので、よく検討してから購入しましょう。

足湯を済ませたあとの素足には、ぜひ、絹製の五本指ソックスを！　足の指一本一本を包んでくれる五本指ソックスは、足の解放感をもたらすだけでなく、指と指の間から体内の毒素を排出するのにも役立ちます。この五本指ソックスの上にさらに綿の五本指ソックスを重ね履きし、それでも冷える場合は、絹・綿、そして最後に普通の綿のソックスをはく五枚重ねばきをおすすめします。これで、冷え対策も万全です。

◯五本指ソックス　問い合わせ
（株）ライブコットン　電話0564-51-1233　http://www.livecotton.co.jp/
（株）チーム・オースリー　電話03-5483-7707　http://www.made-in-earth.co.jp/

第四章

指力《ゆびりょく》

指を鍛えて、強い女になる

「はたらけど／はたらけど猶《なほ》わが生活《くらし》楽にならざり／ぢつと手を見る」という石川啄木の有名な歌があるように、誰の手のひらにも身体記憶（19ページ参照）がいっぱいです。そのなかでも指は、飛び出した脳とも言われるほど、記憶の宝庫です。認識力は、実に、その四分の一を指が占めるとも言われます。指には、我々の身体や頭脳に多大な影響を与える身体記憶が整理されて詰まっています。

他の筋力に比べて、指の筋力を意識する機会というのは少ないと思います。しかし、実のところ、指は脳に強く結びついているわけですから、多才に指を動かすというのはとても素晴らしい動作です。欧米の上流社会では、指を動かすために子どもにピアノなどの楽器を習わせています。そして、昔の日本でも、米をとぐことから始まる毎日の料理はもちろんのこと、お裁縫をしたり、そろばんを使ったり、指を意識する動きが庶民の生活のなかにまでたくさん取り入れられていました。

それに比べて現代人は、感情のコントロールが非常に苦手になっていますが、それは指先をあまり生活の中で使わなくなったこととと無関係ではありません。人間は、指

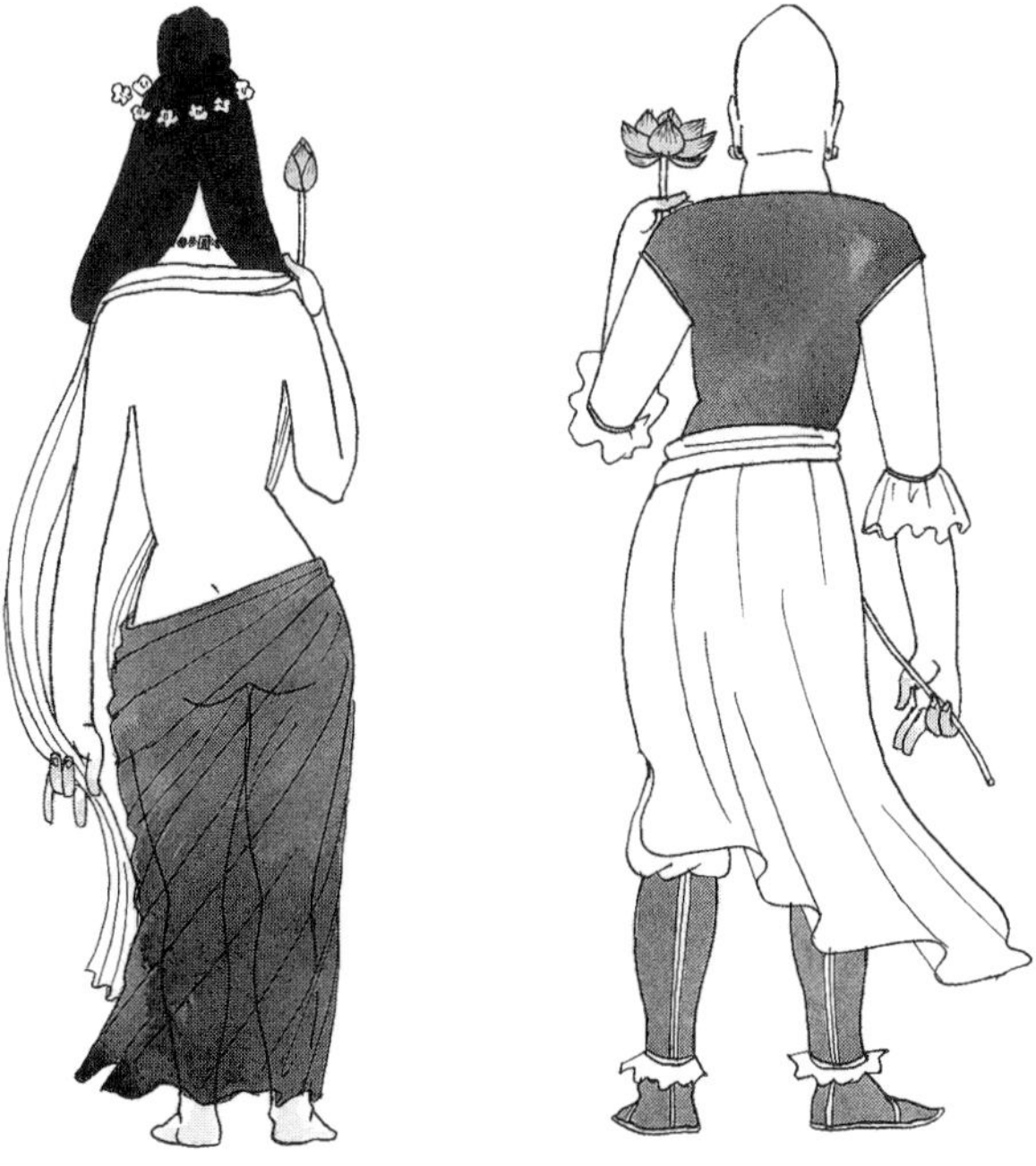

先全部を多彩に使うことによって、気持ちが収まって来るという一面を強く持っています。精神的な疲れや仕事のストレスなどが溜まった時には、単なる休養よりも、むしろ指を使う作業をすることでストレスが軽減することもあります。

指は身体の最先端の部分ですから、指を動かすという動作は人間のいちばん能動的な動作のひとつです。たとえば、小指は腰や生殖器とのつながりが強い指ですから、それが無くなったら男性は精力的にも弱くなります。小指は、また上腕二頭筋とつながっています。上腕二頭筋は腕を引く時に使う意志力の象徴のような筋肉ですから、小指に力が入るということは意志力を強めることになります。また、身体が内側に丸まってくることにもなり、良くも悪くも欲求が強くなります。それとは対照的に、手を伸ばして中指を突き出して第二関節で曲げれば姿勢が伸びてきます。かように、どの指を伸縮させるかによって、身体の動きや精神にまで影響を与えます。忍者は、精神を統一させるために様々な形に指を組みました。これを「印《いん》を結ぶ」と言いますが、実際、精神を集中させると指の形を変えるだけで精神状態が変わることがわかります。それほど、指とは本来デリケートなものと言えましょう。

また、陰陽五行の観点から五本の指をみますと、親指は青。土台を表します。人差し指は黄色。これは中国では皇帝の色であり、身分の高さを表します。「この指とま

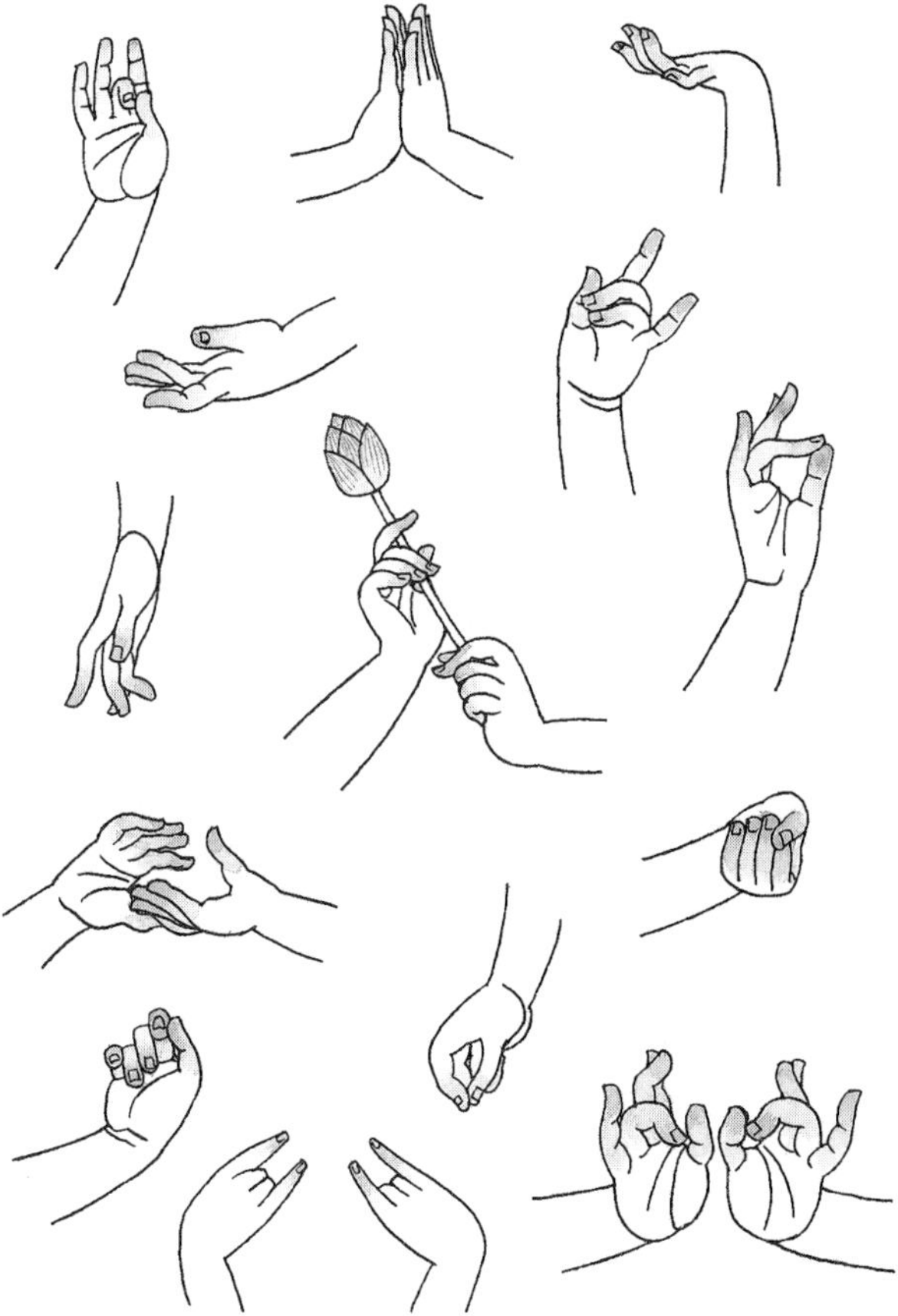

れ！」と人を集める時に立てるのも人差し指ですし、あるいは物事を命令する際の指差しなどにも使われます。真ん中の中指は白。一番エネルギーが強い指です。バリ島のダンスで中指をスーッと伸ばすのは、その動作によって身体が伸びて強い姿勢に整え、人体からエナジーを発散することができるからです。薬指は赤。デリケートな指です。薬指といって、かつては薬の微妙な調合の際に使用した指であります。小指は黒。腰や生殖器に関連しているところですが、集中力を強化する役割を持っています。

このように指の持つ不思議で強い力を再認識することによって、知性面、肉体面の両方に大きな影響を与えます。自分の身体にある最先端のパワーを、大切に使える女性になりましょう。

さまざまな器官と連動している指

指をケガした場合、その後の処置が迅速で正確であれば、ケガをした指のほうがケガをしなかった指よりも治癒後には立派になったり、堂々とした爪が生えてきたりすることがよくあります。一般的に言えることは、たとえば、突き指をした時には、指だけを治そうとするときちんと治らないことが多いのです。それは指が、他の器官と複雑に有機的に繋がっている証拠と言えます。ですから、指以外の肘、肩、肩甲骨、腰など、より身体の根幹となる部分の処置と平行すれば指もきちんと収まり、より機能を増す指となることができます。肘、肩、肩甲骨、腰というひとつのラインの中の一番先端で敏感な箇所が指だからです。人間社会と同じで、一番敏感なところが責任をとっているだけで、原因は指以外の体幹に近い肩であったり肘であったりすることもあるので、原因を常に体幹にも気を配って処置していくことが大切でしょう。

価値ある指の使い方

指をおろそかにすることは、身体性をどんどん失わせていくことにつながります。今の子どもたちはゲームソフトで遊ぶことが多いので、親指を使う頻度は高いと思います。けれども親指だけを使い続けていると全能感が強くなり、自分が一番だという意識がとても強くなります。その意識を持ちながら、敵をぜんぶ殺して全滅させるゲームをやり続けているのでは、自己主張だけが強くなって、のちのち大変なことになってしまうのは当然と言えます。

コンピュータのキーボードも指を使いますが、指を使った結果、単に画面に文字が浮かび上がるだけなので、指を使うことの達成感はあまりありません。指でものを作りたがっている脳にとっては、充分、満足できる作業とは言えません。ですから、「私はキーボードを打っているから充分に指を使っているわ」とは思わないで、指でつまびくと音が出てくる琴やギターを演奏したり、粘土細工のように形を作ったり、あるいは隣の人の肩を優しく揉んであげる。そんな喜ばれるような指の使い方をすることの方が、ずっと価値ある指の使い方と言えましょう。

足裏の主役は足の親指である

昔から、よく「足の親指のしっかりした人を結婚相手にえらべ」と言われて来ました。足の親指のしっかりした人なら信用しても大丈夫、ということだったのでしょう。

ところで、手の小指や中指が正しい姿勢作りに強く関わっているのに対して、足の指の場合は、親指が腰を作るのに強く関わっています。現代人の足は、靴の生活を続けた結果、親指が内側に寄って変形しがちになるので、私生活ではなるべく靴を脱いで生活したり、下駄や雪駄で街を歩いてみるとよいでしょう。また、靴を履く場合でも、足の指一本一本を自由に伸ばすことができる五本指ソックスの着用をぜひおすす

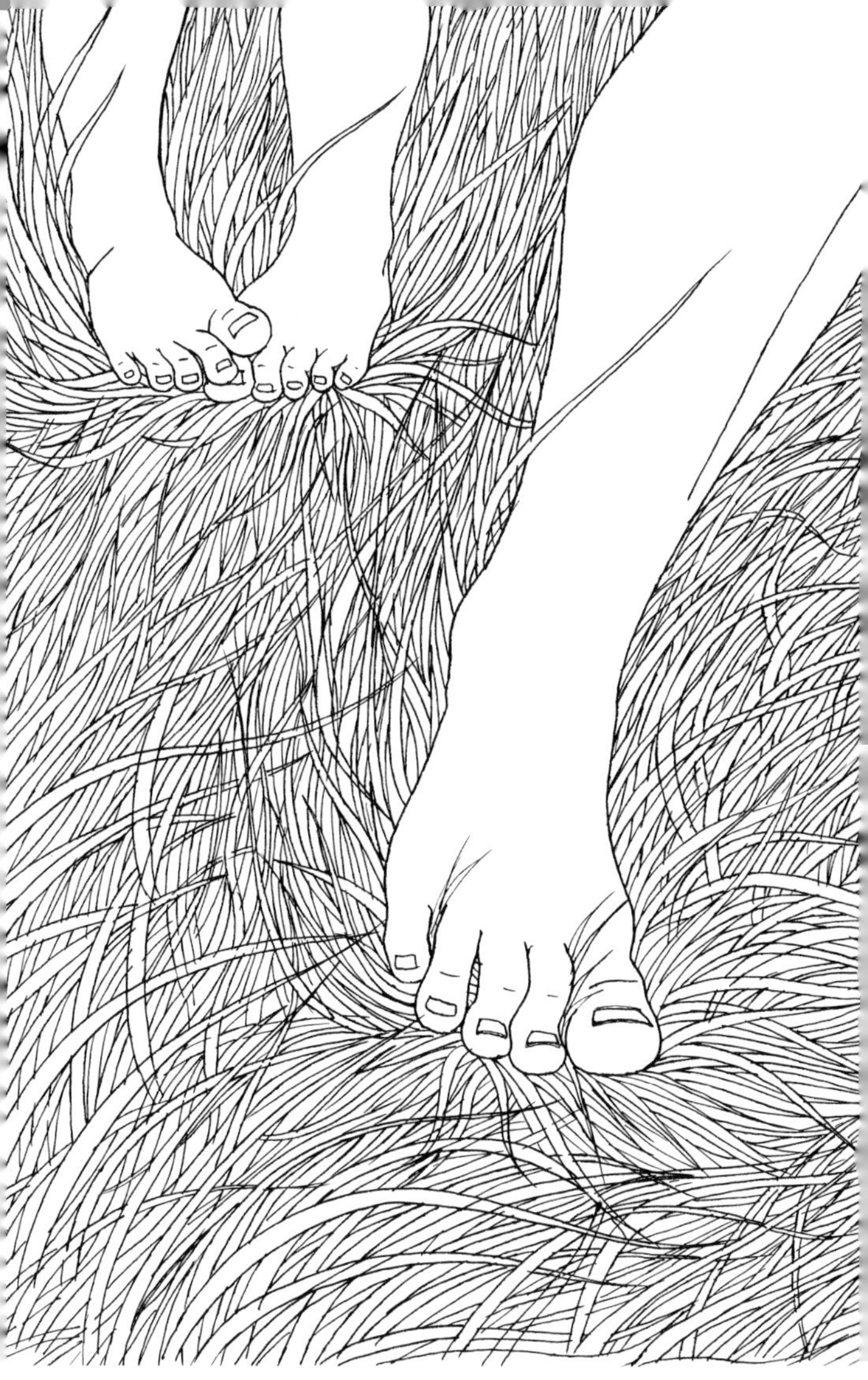

めします。

気合いが入るハイヒール

「健康のため」と言って、ハイヒールをまったく履かない女性も増えてきました。しかし、私から言えば、ハイヒールは腰を強くするために、時々履くにはなかなか良い道具です。腰をやや反らして姿勢を正して気合いを入れて履かなければ、ハイヒールは転んでしまうという代物です。また、括約筋《かつやくきん》（※）も強化されるので、意外にも女性の姿勢作りに一役買ってくれる履き物と言えます。たまにはチャレンジしてみましょう。

※ここでは尿道、膣《ちつ》、肛門などをしめたり、ゆるめたりする筋肉をさします。

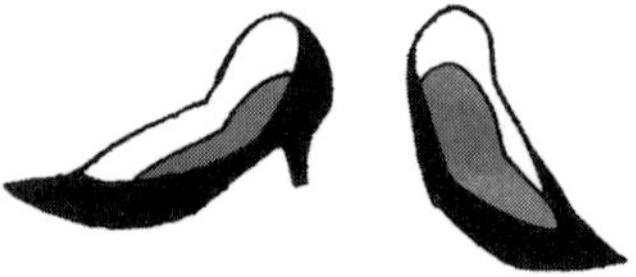

手の中指を意識した正しい立ち方

冒頭でも述べたように、正しい姿勢を作ろうとする時に、意識すべき指は手の中指です。中指を意識して立つだけでも、姿勢はだいぶ良くなります。

(1) 肩幅よりも少し広めに足を開いて立つ。
(2) 手のひらを内側にした状態で、両手を頭上に真っ直ぐに上げる。
(3) 両手を上げたまま、中指の第二関節を曲げ、その曲げた部分が上に引っ張られているようなイメージを持つ。
(4) そのまま、背伸びをしながら身体全体を伸ばしていき、伸びきったところで一気に脱力して手をおろす。
(5) 手をおろしたところで、中指を徐々に伸ばしてみる。これが正しい立ち方であることを意識して覚えておく。

大切な人にしてあげたい。平拳によるマッサージ

恋人や夫など、大切な人へマッサージをほどこすことができるのも、元気な指の力

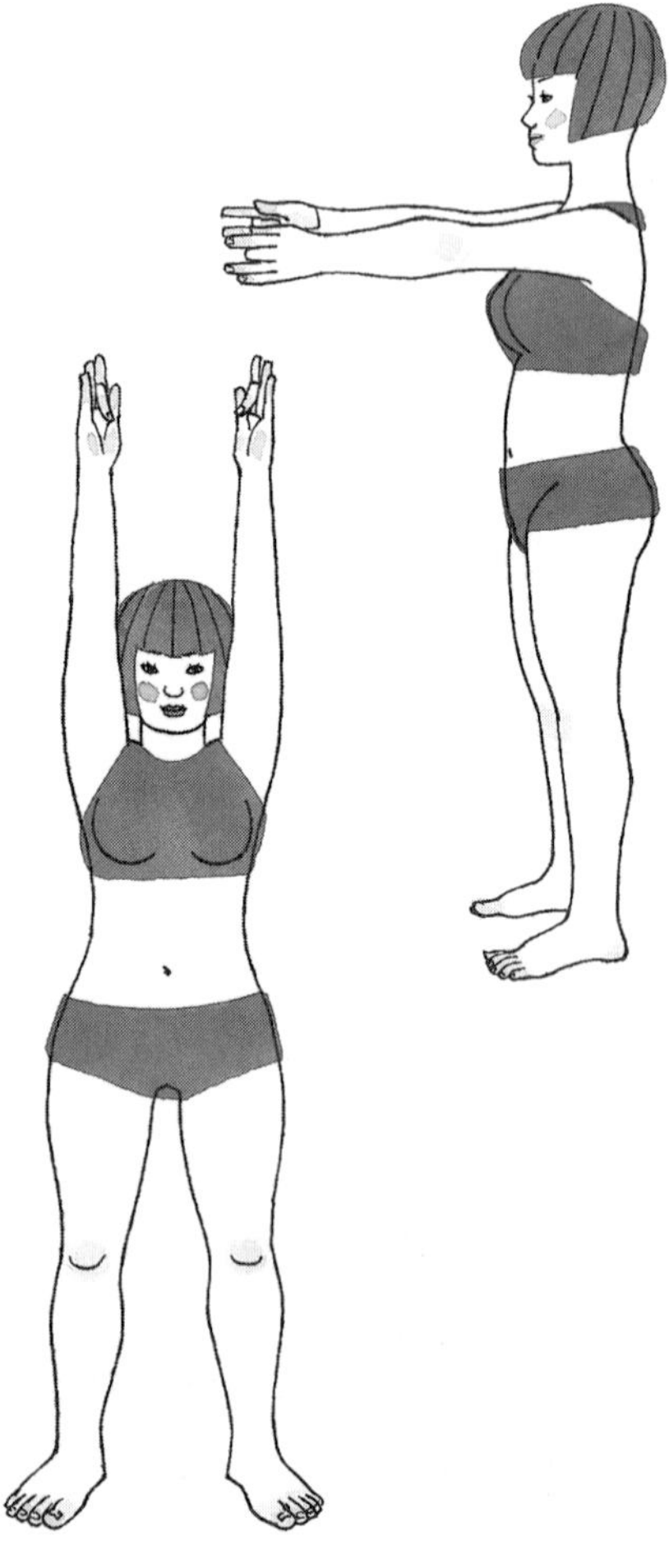

があらばこそ。と思いきや、意外にも親指での指圧はあまり効果をあげてはくれません。なぜならば、全能感のある親指に力をこめて指圧をしてしまうと、相手を治してやろう、癒してやろうという気持ちが強すぎたり、あるいは邪念が入ったりして、揉む側も揉まれる側も双方疲れてしまう場合があるからです。これに対し、人差し指から小指までの四本の指を曲げて空手でいう平拳《ひらけん》を作り、指の第一関節と第二関節の間の平たいところで背中を押してあげるという方法は、力の入り具合もほどよく、相手にも気が伝わりやすくなります。自分の体重を乗せながら押せば疲れないので、長時間のマッサージも可能です。

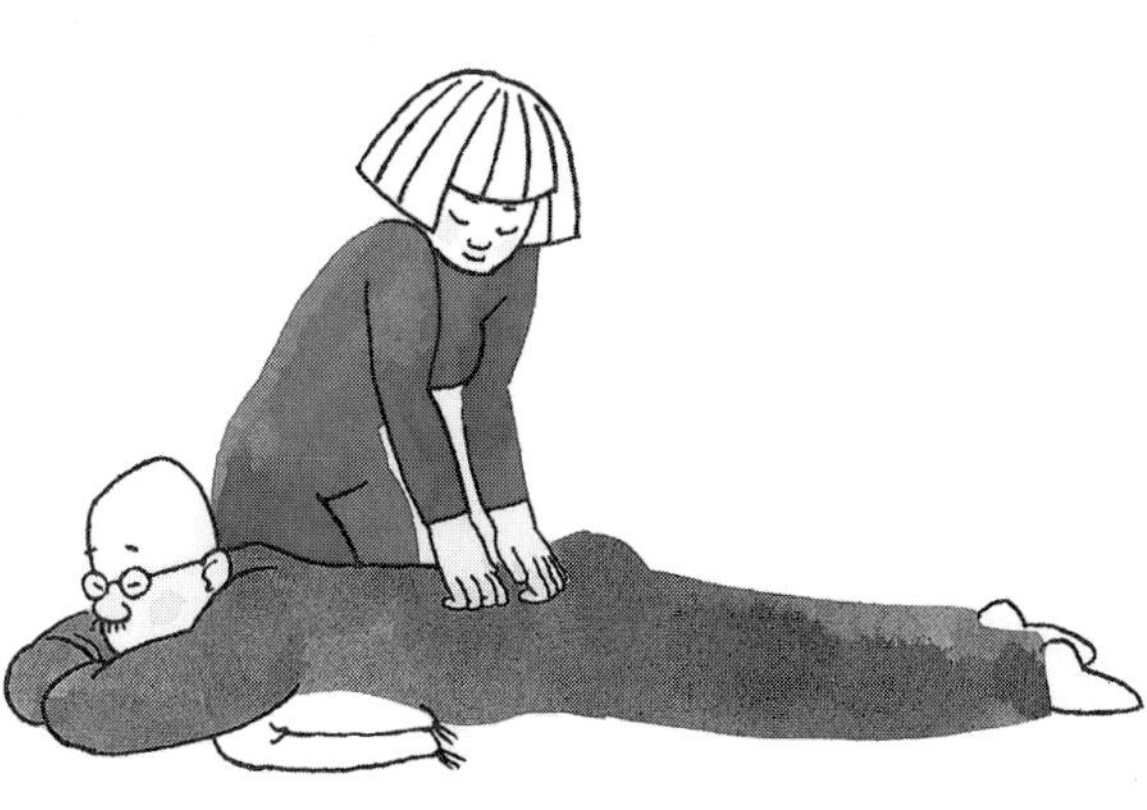

コラム

触れること触れられること

幼児期に充分な身体接触を受けていない人は、後天的に意識的にでも人と触れあう必要があります（柔術や合気道の身体接触でさえ、大きな効果が期待できます）。触れあう、肌を合わせると聞くと、通常は男女の関係を連想しがちですが、まず、その基本の関係は、あくまでも親と子の関係です。親の元で育つ過程で、自分が大切にされていると感じられるような温かな抱擁や、頭をなでてもらうなどの気持ちのいいスキンシップを受けた経験があり、心身共に温かく包まれることで、人は、庇護されているという安心感や人への信頼感を育てることができるのです。

逆に、自分が本当に心地いいと感じられる触れられ方を体験していないと、不快な触れられ方をしても、意外にもハッキリと自覚できない場合が多いのです。さらに、生育の過程で身近な人間からの暴力を受ければ、人への不信感、嫌悪感が募るのは当然と言えるでしょう。

ごく普通の可愛い女の子なのに、歴代の恋人からよく、暴力を振るわれ続けてしまう人がいます。その場合、女の子のほうも暴力の環境下で育ってきていることが多いのです。つき合う男の方でも、最初から暴力だけでは、つき合ってもらえませんから、まずは善人風な言葉や態度で女の子をひきつけます。その時点で、女の子のほうが自分の感性や身体感覚で相手を見抜けるといいのですが、父親からの暴力を受けているような場合は、むしろ相手のきな臭さに気づくことができません。

恋愛は、親から巣立ってするもののように思われていますが、生涯、親の影響下にある場合が少なくありません。最初の異性が親ですから。父親を頼りないと思って育った娘は、「頼りない男」の方が、妙に安心してしまったりもします。誠意のない母親に育てられれば、人を信頼することが難しくなります。この連鎖を断ち切るために必要なのは、つらい作業ではありますが、自分の育った環境を客観視して、その影響力を自覚すること。そして、自分が親から受けた障害を次の世代を生きる自分の子どもたちには、決して受け継がせない！　そんな強い想いこそが、親として大人として最も大切な気概と言えましょう。

第五章

肌力《はだりょく》

幸せも不幸せも肌に現れる

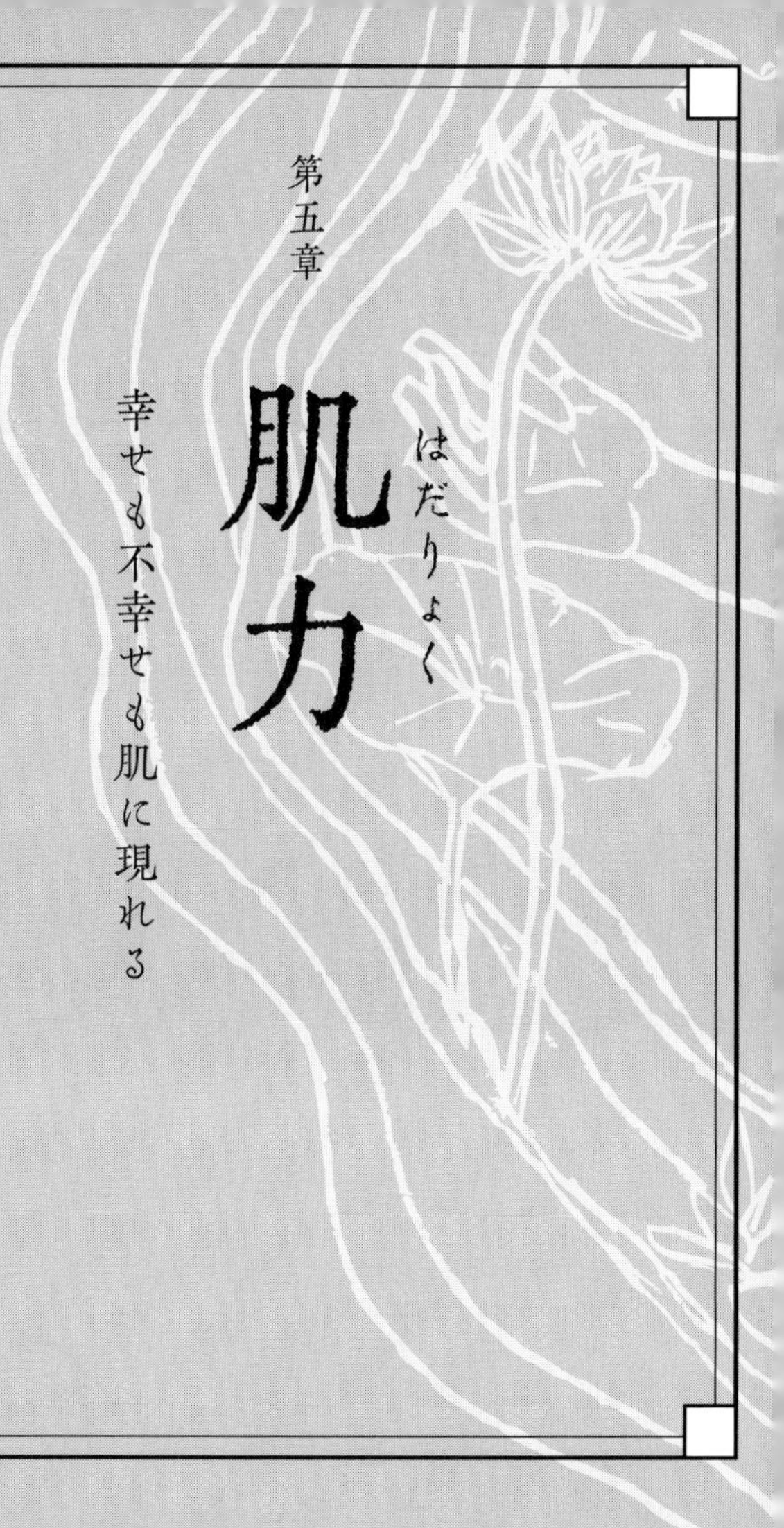

美しい肌を保つことは、幸福な人生を生きるために重要です。これは、美容面でのことだけを言っているのではありません。肌の状態は、その人の生き方をも表してしまうファクターなのです。

頭脳だけではなくて、実は肌にもＩＱがあります。親に可愛がられて撫でられたり抱っこされたりした記憶、恋人に抱きしめられた記憶、愛する相手と文字どおり肌を合わせた記憶など、自分にとって幸福だと思われた事柄は、脳だけでなく、肌にも記憶されるのです。こうした良質な記憶を有している肌の持ち主は、「皮膚の幸福度が高い」人である、と私は表現します（19ページ参照）。

逆の例もあります。親や恋人といった大事な人たちとの皮膚接触が少なかった人、あるいは皮膚接触の内容が親や恋人からの暴力であったり、恋人の乱暴なセックスであったりした人などは、「皮膚の幸福度が低い」人であると言わざるを得ません。人間関係でたえず問題を起こしている、恋愛がいつも不幸な結末を迎える、つねに悩みが尽きない、という人たちの身体を整体操法を通じて観てみると、幸福な皮膚接触を持つ機会がなかった、という人が意外にも多かったのです。皮膚の幸福度が低いと、当然のことながら皮膚の感覚が鈍くなり、発している気の量も極めて少ないものになってしまいます。人と人との関係は発している気を通じてつながっていくものですから、気の量が少なければ、人との関わりが希薄になったり、人からいじめられやすくなったり、やがてはひきこもり的な症状へと悪化していくことになります。

それでは、幸福な皮膚接触を持つことができなかった人は、どうしたらよいのでしょうか。記憶を塗り替えることはできないのでしょうか。幸福な皮膚の記憶を持てなかった人たちは、今後の幸福な人生を諦めなければならないのでしょうか……。そんなことはありません。今からでも皮膚の幸福度を増やしていくことはできるのです。本当の幸福は、まず、自分の肌を幸せにすることから。そのための方法をお教えしましょう。

好きな男性と触れあう、可愛がっている犬や猫を抱いて寝る

生き物に触ったり、触られたりという関係を常にきちんと持てていることで、人間の情緒はとても安定します。ただし、だからと言って、誰とでも触り合えば良いとい

うものではありません。好きでもない相手と気持ち良くもない愛撫を重ねることは、かえって皮膚を鈍くし、結局は性の抑圧を強めてしまうだけです。今、恋人がいない、そしてペットも飼っていないという人は、まずは、本当に気持ちいい触り方をしてくれる……と感じられるエステティックサロン、整体、指圧院などを探してみましょう。そうして少しずつ皮膚のＩＱを高めていって下さい。

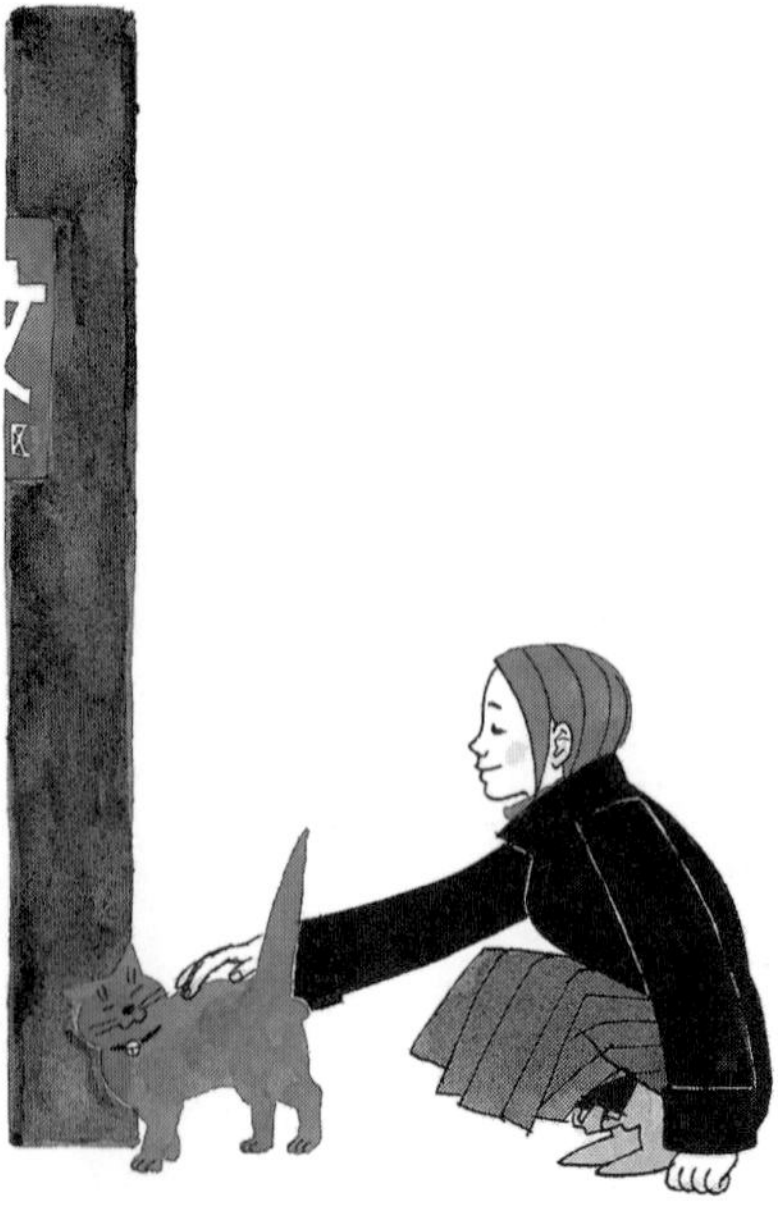

つき合う前に肌合いをつかむ

肌が合う、肌合い、ひと肌脱ぐ、肌で感じるなど、人間の感覚は「肌」という言葉で表されることが多いものです。肌合い、とは、まずはセックスを連想させる言葉ではありますが、セックスそのものを体験しなくても、相手との肌合いをつかむことはできます。まずは、デートで連れて行かれる喫茶店のお茶が不味《まず》い、店内のインテリ

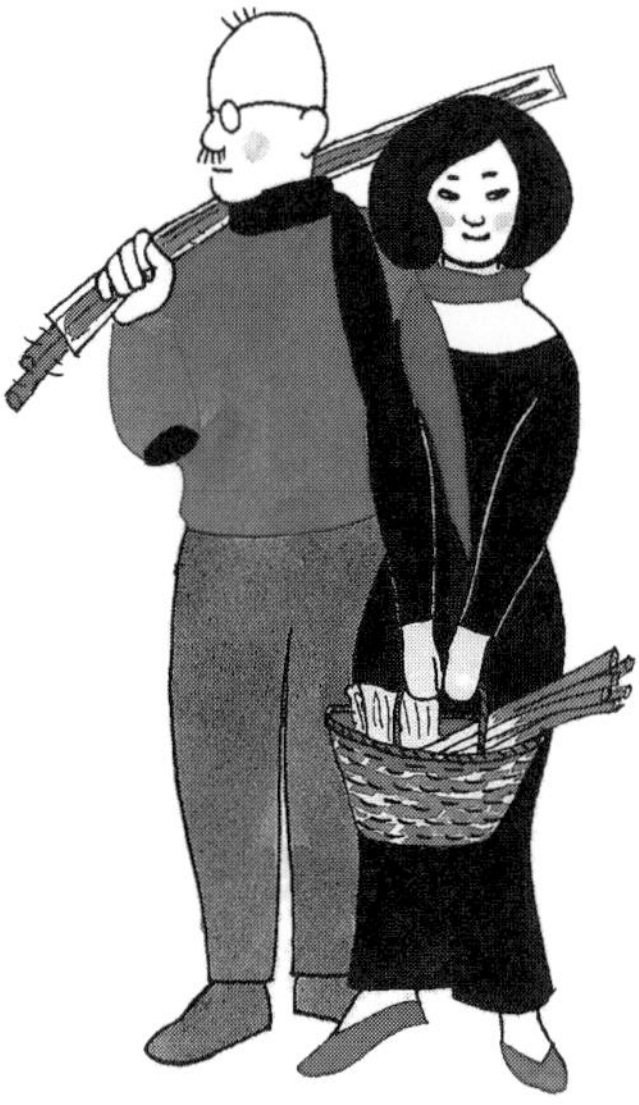

アが最低、など三回以上続けて自分の趣味と合わなければ、もう二度とつき合わない、くらいの気概を持って下さい。次に、食事をする店はさらに重要です。高くて不味い、高級店なのに店の対応がひどいなど、お金は払っているのに、それに見合ったものを受け取れない店に得意がって連れていくような男は、それだけでダメ。飲食の相性が合わない男とは、性の相性も難しい、ということはおおいにありえます。セックスをする前に肌合いをつかむことこそ、女の知性というものです。

アンチエイジングのための心得

加齢、歳を重ねることと「老けること」とは、あまり関係はありません。老けは、血流が悪くなって起こる「こり」から始まります。筋肉というものは、縮めることはできても、ほぐすことはなかなか自分の力ではできないものです。人が一人で生きづらいのは、「一人ではこりが取りづらいから」と言えます。一人で取りづらいものなのであれば、自分の身体がこらないようにするための工夫がぜひ必要になってきます。呼吸法、足湯、ヨーガは自分一人でもできるこり退散法です。ここでは、ヨーガを行う際のウォーミングアップに相当する、「猫の伸びのポーズ」をご紹介します。

〈猫の伸びのポーズの行い方〉

(1)　まず四つん這いになった後、ひざを直角に立てたまま、肛門を真上に突き出すようなつもりで背中を反らしていく。背骨の一番下にある仙骨から首までが美しい曲線を描くように心がけて、息を吐きながら両手を徐々に前に伸ばしていき、最後に床に胸がぺたりとつくようにする（イラスト(1)参照）。

(2)　手を外側に向けて、再び四つん這いになる。ひざを直角に保ったまま、息を吐きながら背中を高く丸める。この時、背骨を一本一本伸ばすようなつもりで。その後、肩甲骨を充分に開いて、頭を肩の間に埋めるようにする（イラスト(2)参照）。

(3)　息を吸いながらおなかを落とし、肩の力を抜

(1)

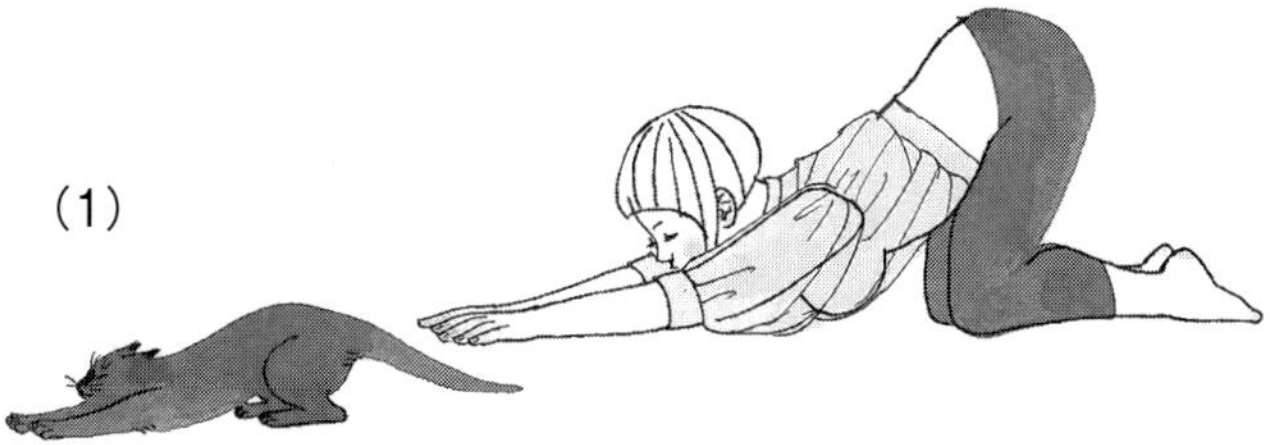

(2)

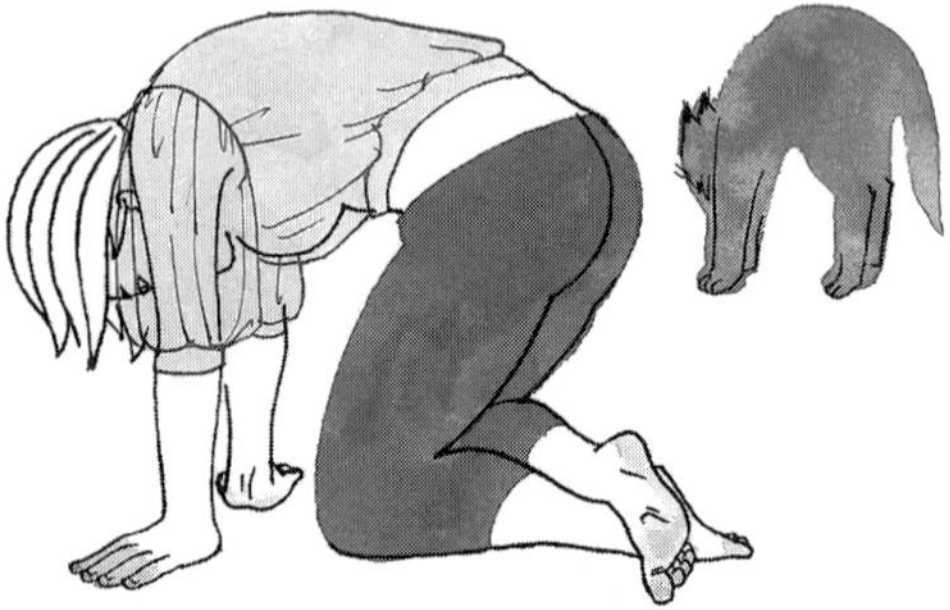

(3)

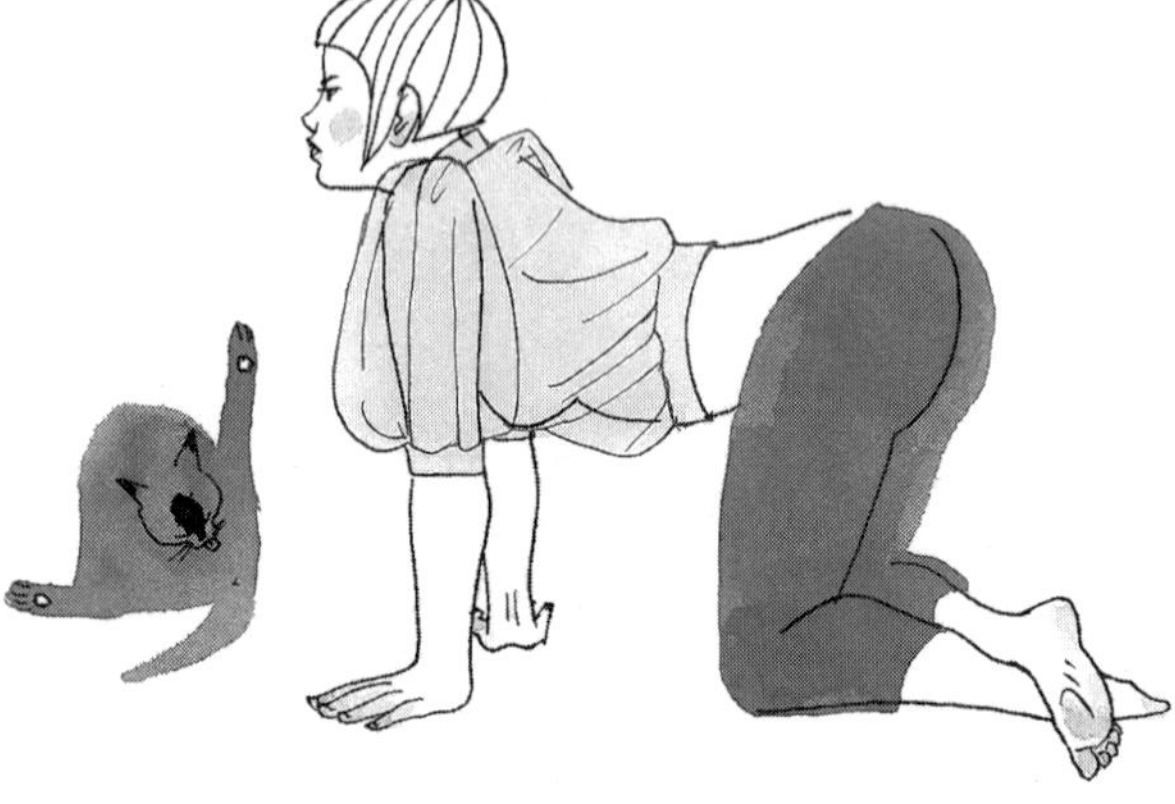

いてのけぞるように顔を上げて、ゆっくりと息を吐きながら元の姿勢に戻る（イラスト(3)参照）。

顔マッサージで肌から光を出す！

肌のくすみや顔色の悪さは、表面的な肌の問題だけではなく、内側からの気力が不足している場合に起こります。肩や腰だけではなく、顔も「こり」を起こします。顔の筋肉がこってしまうと、顔の表面だけでなく内側からの輝きも失われ、気力も出なくなってきます。顔の筋肉は、縮むことはあってもゆるめることが難しいのですが、とはいえ自分の手で触りやすい場所。自分の指でマッサージすることで筋肉をゆるめ、きつくなった表情を優しく整えることができます。

〈顔マッサージの行い方〉

(1)　下に落ちて固まっている筋肉を上に押し上げながら押す。頬の下から頬骨に向けて中指にやや力を入れながら揉んでいく。

(2)　鼻の付け根から頬骨の上を通って軽くカーブを描くようにこめかみまでをマッ

サージ。

次に、その少し下を同じようなカーブを作って外へ伸ばす。最後は、顎《あご》の中央から輪郭をなぞるように。この動きによって、顔の内側に縮まって伸びなくなっている筋肉を外側へ戻し、輝きを取り戻すことができる。

(3) 眉毛の上を内側から外側に向かって指で押す。さらにもう少し上の額のあたりも同様に中央から外側へよく伸ばしてあげる。

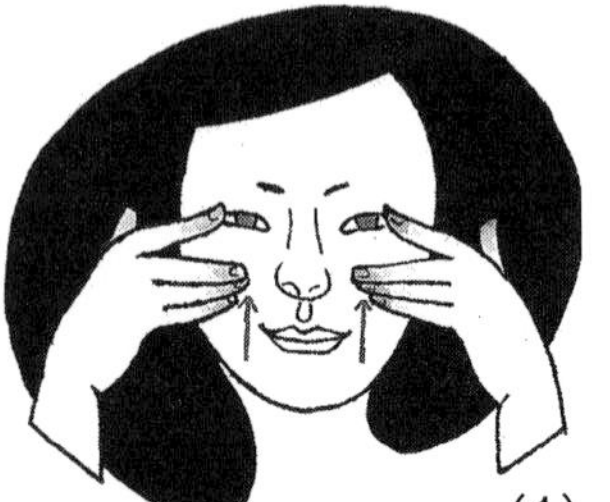

(1)

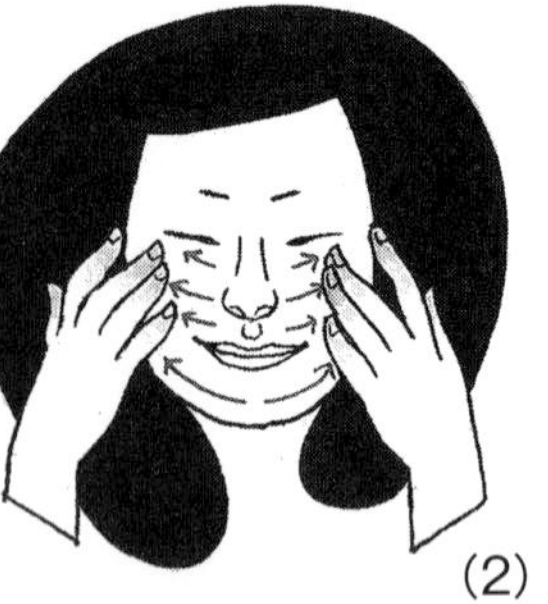

(2)

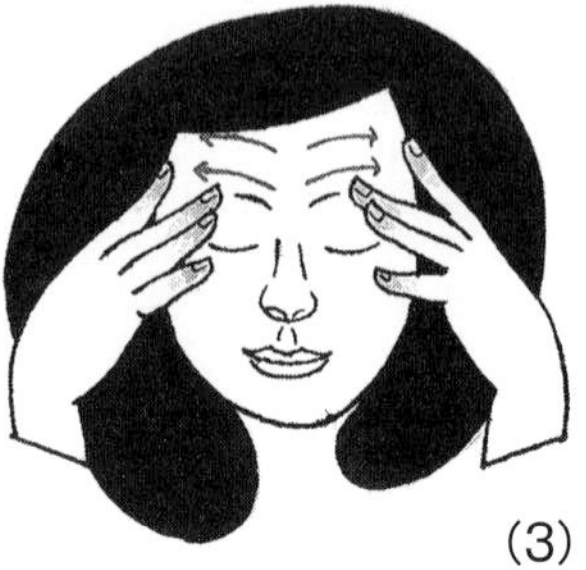

(3)

脳幹を刺激して生き生きとした表情を取り戻す

顔の表情には、脳幹の働きが大きく関わっています。脳幹の働きが鈍ると、生き生きとした表情が失われて生気のない顔になってしまうことも。顔や頭のマッサージをして脳幹を刺激すると、目に輝きが戻り、こりによる顔のきつさが取れてきます。同時に、頭も冴えて、斬新なアイデアも湧いてきます。

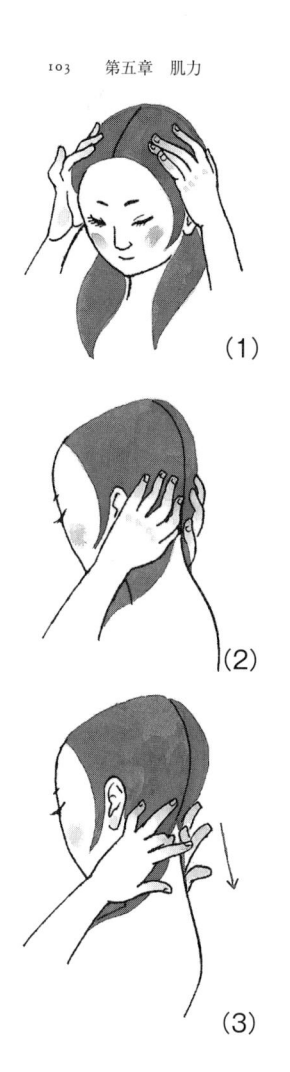

(1)

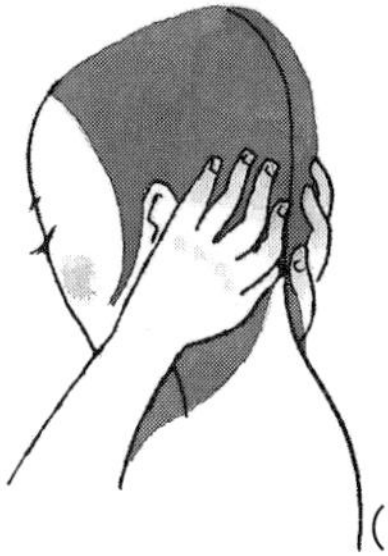

(2)

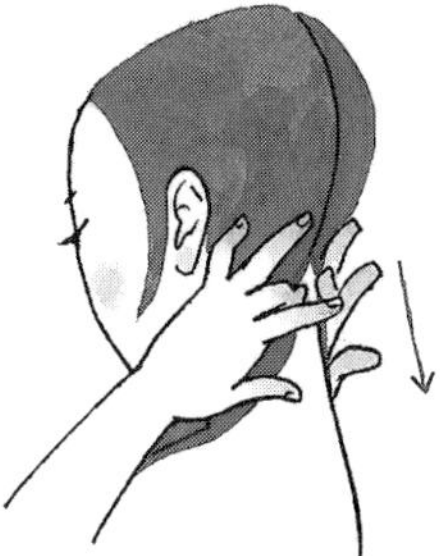

(3)

〈脳幹マッサージの行い方〉

(1) 頭の真上を中心にしてその両脇あたりを探り、自分で気持ちが良いと感じられる場所をみつけたら、そこを中指でしっかりと押す。

(2) そのまま指を頭の後方におろして、同様に気持ち良いと感じられる場所を探す。頭には、固い出っ張りやくぼみがあってでこぼこになっているが、指がすっぽりとはまって柔らかく感じられる場所が効果的。

(3) 首の後ろ、髪の生え際の上あたりから下に向けて中指で両脇をしっかりと押す。

入れるより、出そう！ 女の肌を左右する宿便問題

人は出すことよりは入れる、加えることに熱心になりがちですが、こと肌に関しては、余分なものを体外に出すことのほうがよほど重要です。いくら美味しい食事をとっていても、それを健やかに外に出せないのであれば、ゆくゆくは肌を荒らすという事態にまで発展してしまいます。肌に吹き出物が出てしまうのは、体内の老廃物を汗や尿や「雲子」として出せなかったことの代償です。溜まった老廃物を抱えていると身体の中に毒素をまき散らすという事態に陥るのです。便は、一日一回、自分の身体

から届く、大事なお「便」りであり、便の状態は、自分の健康状態を確かめることのできる「身体尺度」（18ページ参照）なのです。

出せなかった雲子が溜まってしまうと、腸壁の内部にこびりつきヘドロのような「宿便」になってしまいます。宿便出しの基本は玄米食ですが（第六章「食力」を参照）、しぶとい宿便を出してしまいたい人には、海のミネラルや酵素を含んだ栄養補助食品「サンゴ草」が効果的です。

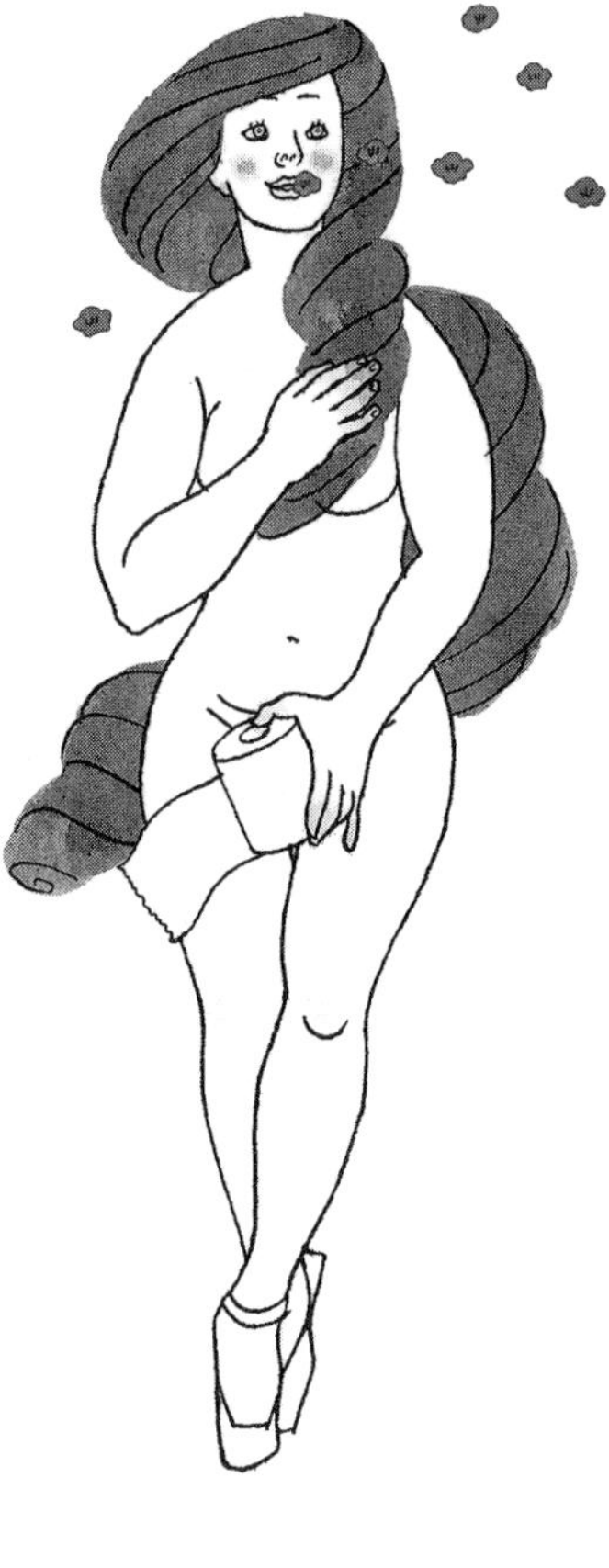

肌のためにも、そして男女関係のためにも、下着と寝間着は慎重に選べ

「ゴムでしめたら人間は終わり」くらいの気概を持って、体をしめつける衣服は生活から排除していきましょう。何よりも避けたいのは、血行を妨げるパンツやパジャマのゴム。特に眠る際には、心身のリラックスが妨害されますから、ゴムによるしめつけは厳禁です。ひと昔前に、「脱パンツ健康法」が流行ったことがありましたが、たしかに下着をつけずに眠ることには、ゴムによるストレスから心身を解放し、血流を良くして新陳代謝を高めるなどの効果があります。昔は、夫婦で浴衣を着て、下着はつけずに布団に入っていましたから、自然と性の交わりも多くなっていました。浴衣だと、よれるとか、胸元が開くとか、足が出てしまうとか文句を言う人がいますが、だからこそ、いいのです。パジャマだと脱ぐまでにひと手間あるので億劫になりますが、浴衣なら自然とはだけていきますから。

この脱パンツ、脱パジャマに加えておすすめしたいのが「パシーマ」です。これは、

綿一〇〇パーセントのガーゼ、中芯に医療用の脱脂綿を用いた寝具で、吸水性、放湿性に優れ、シーツ、肌がけの両方に使います。マリリン・モンローのごとく、下着も寝巻きも身につけずに眠るなら、ぜひパシーマに身を包んでみてください。

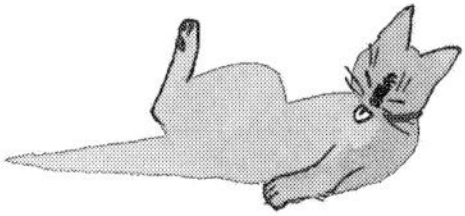

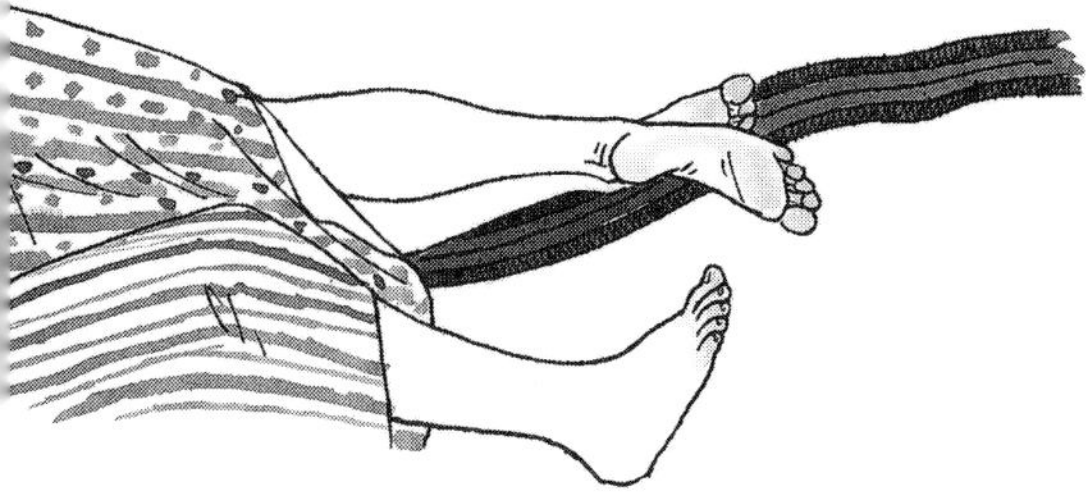

コラム

パシーマの寝具を使ってみよう

睡眠は、良質の整体にも匹敵するほど大切なものです。そして、その睡眠で問われるのは時間の長さではなく、翌朝、機嫌良く目覚めるための質の高い眠りです。就寝前のリラクゼーションやゆったりとしたバスタイムなど、就寝前の過ごし方も眠りの質には関係しますが、寝間着や寝具など、眠る身体を包むためのグッズにも大いなる効能があるものです。たとえば、心地よい眠りを妨げるひとつの要因としては、身体をしめつける下着や衣服のストレスが挙げられます。下着やパジャマのゴムで身体をしめつけられていては、血流が滞ることにもなりますから、就寝時には、浴衣やネグリジェなどのゆったりとした寝間着を身につけるだけにして、下着はつけずに休むほうが心身をのびやかに解き放つことができるでしょう。この脱・下着と併せておすすめしたい寝具が、「パシーマ」です。これは医療用の脱脂綿を中芯に用いて、綿一〇〇パーセントのガーゼで両面をおおい、肌を保護したもので、吸水性、放湿性に優れ、洗うほど（自宅での丸洗い可能）に柔らかく肌に馴染んできます（全裸でくるまってみると、その柔らかさが実感できます）。シーツ、肌がけ、両用に使えるので一人二枚セットで揃えることをおすすめします。

○「パシーマ」は、健康綜合開発（株）（電話03-3354-3948　http://www.kenkosogo.jp/）で購入可能です。なお、前述のサンゴ草もここで購入可能です。

第六章

食力《しょくりょく》

体にいい食べ物は、自分の舌で選べ

食べたものが、食べた人の体を作っていく。そして、同時に心も作っていきます。食は生きることの基本。自分の口に入れるものを自分の手で作ることは、男女共に自立の第一歩になります。

食べるものは、確実にあなたの体も心も生活も変えていくはずです。穀物と野菜をとる生活を一週間送るのと、肉食ばかりを続ける一週間とでは、身体はむろんのこと、精神状態も大きく異なります。人体実験を自分の身体で行うつもりで、食べるものによって変化していく自分のコンディションを観察してみるのも興味深いものです。

自分自身に対して大きな影響力を持つ食事を人まかせにばかりしていては、自分の身体が本当に要求しているものが何なのかがわからなくなってしまいます。また、コンビニエンスの名のもとに、手軽に早く出来るものばかりを口にしていては、化学調味料や添加物の摂取もおのずと多くなり、嗅覚や味覚がにぶってくる危険性があります。外食は、時には楽しいものではありますが、自分の身体は自分で作り守っていくという決意と共に、手作りの食卓を習慣化していくようにしたいものです。米をとぎさえすれば、あとは炊飯器が炊き上げてくれる、出汁《だし》をひいて味噌を溶き入れればみそ汁が出来上がる。あとは、豆腐やおひたし、焼いた干物を並べるだけで立派な和食の出来上がりです。慣れさえすれば、短時間で健やかな食卓を造りあげることができるのが、日本の食文化の優れたところです。

炊事仕事は、一般的には女性の負担のように語られがちですが、実は女性の助けにもなってくれる仕事です。脳と指先は直結していますから、一日中、神経を張り詰めてデスクワークをした後に、米をといだり、茶碗を洗ったりして指先を使う仕事をすることで、逆に神経の疲れが取れたり、嫌なことが洗い流されたりもするのです。「ネガティブなことは、炊事でふっとばす！」これを合言葉に、自分の身体は自分で作っていく気概を持ちましょう。

マクロビオティックという偉大なる思想

マクロビオティック＝玄米菜食と理解されることも多いようですが、その根本は深遠なる宇宙観であり、生命観です。創始者は、桜沢如一《さくらざわゆきかず》（一八九三―一九六六）。日本の食養生と中国の易の陰陽論、そして現代科学を結びつけた彼の明快な理論は、欧米人の間でも高い評価を得て、ジョージ・オーサワ（桜沢如一の通称）のマクロビオティックとして人々の支持を受けました。

マクロとは、大きな、の意。ビオとは命、ティックは学問・術を表す言葉です。つまり、マクロビオティックとは、大きな視野で命を見る学問、ということになります。その実践のひとつが食養生。具体的には、無農薬・自然栽培の米や穀物、野菜を中心とした食事をとり、また、食物の陰陽（ナトリウムは陽、カリウムは陰とする）を学ぶことによって、陰にも陽にも偏らない中庸の身体を作るための摂取を心がけます（127ページ参照）。

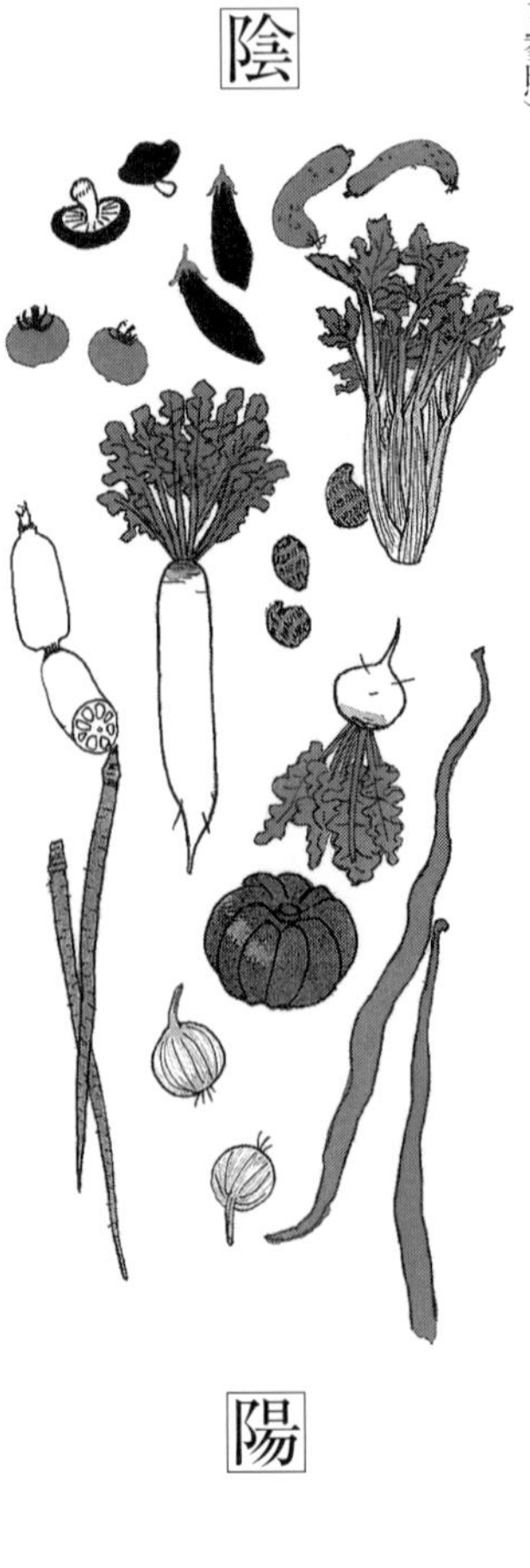

食べるなら「身土不二」と「一物全体」を心がけよう

「身土不二《しんどふじ》」と「一物全体《いちもつぜんたい》」は、マクロビオティックの基本原則であり、健康を考えて食事をとる時の二大原則となります。無理のないように心がけてみましょう。

「身土不二」とは、身体と環境（土）とは別のものではない（不二）という意味です。身体と環境とが別のものではないのであれば、食物をとる時には、自分が暮らす土地のもの、そして今の季節に合ったものを食べることが適切なことになります。簡単に言えば、地元で採れた旬のものを食べていれば良いということになります。

「一物全体」とは、食物を端から端まで、皮から根まですべて食べ尽くすという考え方です。たとえば、ごぼうであれば、皮をむかずにそのまま全部、長ネギなら、白い部分だけでなく、緑の部分も根のひげの部分（素揚げにすると美味しい）も全部調理に用います。

米のすばらしさを再認識しよう

日本は瑞穂《みずほ》の国です。清冽な水と四季の変化に恵まれ、豊かに実る美味しいお米は、日本人の宝。これを主食とできる幸運を存分に味わってください。ただし、精白して胚芽を取ってしまった柔らかな白米ばかりを食べるのでは、腸が怠けてしまい、宿便もたまりやすくなります。理想的にはほとんど毎日、それが無理なら週に二回でも三回でも、玄米菜食を心がけると良いでしょう。硬い玄米を食べることで、噛む力は強くなり、腸壁は刺激されて身体の排泄機能が高まり、毒素も出しやすくなります。ただし、玄米菜食と言っても、生野菜ばかりをとろうとするのは、大きな間違い。生野菜をとり過ぎると、身体は陰性に傾いてしまい、冷え性になる危険性があります。基本としては、玄米のほか、海藻類、火を通した根野菜などをよく噛んで食べること。また、水分をなるべく減らし、体内の塩分濃度を高くすると、ひきしまった身体になってきます。

美味しい玄米の炊き方

玄米モードのついた炊飯器であれば、白米と同じようにスイッチひとつで簡単に炊くことができますが、もっちりした弾力のある炊き上がりを求めるのであれば、圧力釜を使うと良いでしょう。

はと麦、黒米、アワ、ヒエ、キビなどを足して五穀米にしても美味しく食べられます。

玄米の場合も五穀米の場合も、炊く前には、ひとつまみの食塩を足しておくことを忘れないようにしましょう。

〈圧力鍋を用いる玄米の炊き方〉

(1)　玄米の場合、とぐ必要はないが、表面についているごみや汚れを取るために、二、三回

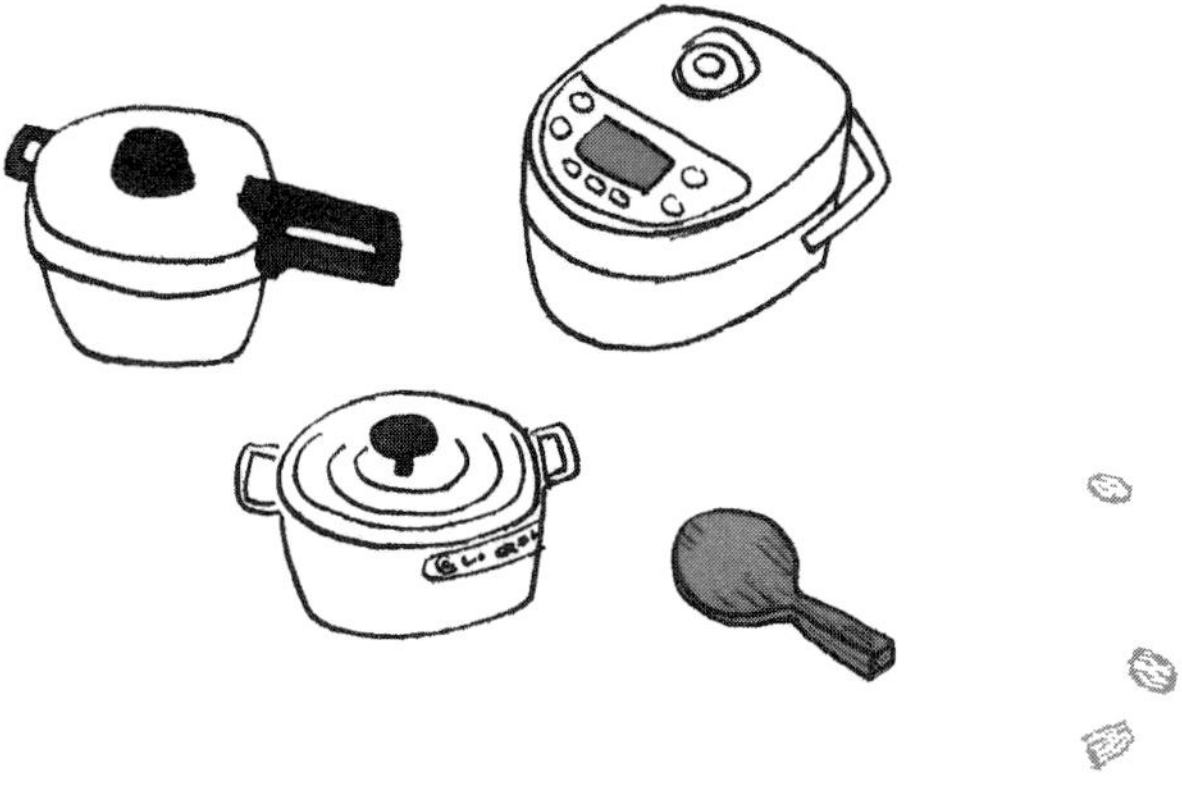

水で洗う。洗い終えたらざるにあけて、三十分ほどおく。

(2) 圧力鍋に、玄米と水、塩少々を入れる。

(3) 火にかける。はじめは強火にし、十分ほどして蒸気が上がる音がしてからは二、三分、圧をかける。そのまま火を弱めて二十五分から三十分炊く。

(4) 火を消した後、十分から十五分そのまま蒸らす。

＊使用する圧力鍋の種類にもよるので、時間はあくまでも目安。慣れたら土鍋でも挑戦して下さい。さらに美味しい玄米がいただけます。

減塩ブームに惑わされるな

人間の体の七割は、水分で成り立っています。そして、その水分の中に塩分を取り込まなければ、人は生命を維持することはできません。人は、自身の体の中に海を持っていると言われる所以です。人間の体内を流れる血液も、妊娠した女性が胎児を育むための羊水も、そのミネラルバランスは生命の発生地である海の水と関係があると言われています。世の中では、いまだ減塩ブームが続いているようですが、塩分の不足を招くと、強い心身を維持することは難しくなります。塩は、まさに量より質。塩をどれだけ減らすかということを考える以前に、まずは、どんな塩を選ぶかということのほうがよほど重要です。基本は、精製された化学塩ではなく、マグネシウムやカリウム、カルシウムなど海からのミネラルを含んだ自然塩であること。幸いなことに、塩の専売法が廃止された現在、自然塩を買い求めようと思えば、沖縄、小笠原、能登、新潟などなど日本各地の塩のみならず、世界各国の塩までも入手できるようになりました。和食の際には国内の塩を、洋風の煮込み料理を作る際にはフランスの岩塩を使ってみるなど、用途に合わせて自分の舌で塩を選び、使い分けることができると面白いですね。

発酵調味料こそ日本の食の原点

ご飯の脇にあるみそ汁。焼きたての鮭にかける醬油。小鉢に入った酢の物。煮物に甘みをつけるみりん。ぽりぽりとかじる漬け物。何気ない日常の食卓に置かれた日本の食を改めて見てみれば、すべては発酵調味料に支えられていることに気がつくはずです。これは驚異的なことで、考えようによっては、みそ汁などは〝温かいヨーグルト〟とさえ言えます。

豆も水も野菜も、そのまま置いておくだけであれば、腐敗するのが常ですが、麴《こうじ》や酵母《こうぼ》といった微生物の働きを利用して、素材の保存性を高め、かつ旨みも引き出すことができるのが「発酵」というメカニズムのすばらしさです。菌という見えないもののバランスを上手に使いこなして醸される発酵調味料こそ日本人の食文化の原点と言ってよいでしょう。

いつもは身近すぎて、気をとめることがないかもしれない調味料ですが、簡単な基礎知識を学んで上手に使いこなしていきましょう！

味噌

原料は、大豆と塩と麴。蒸した大豆と塩、麴をあわせて発酵、熟成させる。味噌の発酵とは、微生物が大豆のタンパク質を分解して、旨みに変化させていくこと。

麴の種類は、生産地によって異なるが、米麴、麦麴、豆麴の三種類。大豆と麴の比率で風味や味がそれぞれに異なってくる。おもに東北、関東甲信越地方では米麴を用いることが多く、中京では豆麴、九州では麦麴で仕込むことが多い。豆と麴の割合は、基本的には五対五であることが多いが、大豆の割合が多いと茶褐色で濃厚な風味の味噌に、麴の割合が多いと白っぽくて甘口の味噌に仕上がる。

醤油

原料は、大豆と麦麹と塩水。蒸した大豆と煎った小麦に種麹を混ぜ、これを麹室で繁殖させて醤油の麹を作る。その麹と塩、水を桶に入れてもろみを作ると、麹についていた酵母や乳酸菌が繁殖して発酵が起こる。このもろみの発酵、熟成からおよそ一年経つと、乳酸菌や酵母などの微生物がアルコールとエステル類、有機酸類などを蓄積させて醤油の味と香りが生成される。

酢

原料は、米、米麹、酢酸菌。麹菌によって米を糖化させ、そこに酵母と水を加えて発酵させる。ここまでは日本酒の作り方と同じ。

そのもろみに酢酸菌を加え、さらに酢酸発酵をさせたものが米酢となる。

みりん

原料は、もち米、米麹、焼酎。蒸したもち米とうるち米の米麹とを焼酎と合わせ、約二カ月間糖化、熟成。それを絞った後に、さらに半年間熟成させる。これが「本みりん」と呼ばれるもの。巷のスーパーマーケットなどに大量に流通している「みりん風調味料」とはまったく異なるものなので、購入の際には注意を要する。

ノンシュガー生活のススメ

炊き立てのご飯を良く噛めば甘い。そして、良く煮込んだ野菜にも自然な甘みが備わっています。精製した白砂糖の持つ甘みは、一時的な刺激であって、食物の持つ本質的な滋養、滋味とは別のものです。ケーキや乳製品の過剰摂取は、肥満のもとであるだけでなく、体を冷やし、婦人病を引き起こす原因にもなります。また、ソバカスの原因のひとつでもあります。白砂糖のとりすぎは抑圧された性欲の裏返し。健全な食品群から自然の甘みをしっかりと味わい、ノンシュガー生活に慣れ親しむことによって、本来の舌の感覚を取り戻してみましょう。

調理に使う油脂は「低カロリー」より「安全性」を重視

油脂を選ぶ際には、風味もさることながら身体に及ぼす影響をまずは重視して下さ

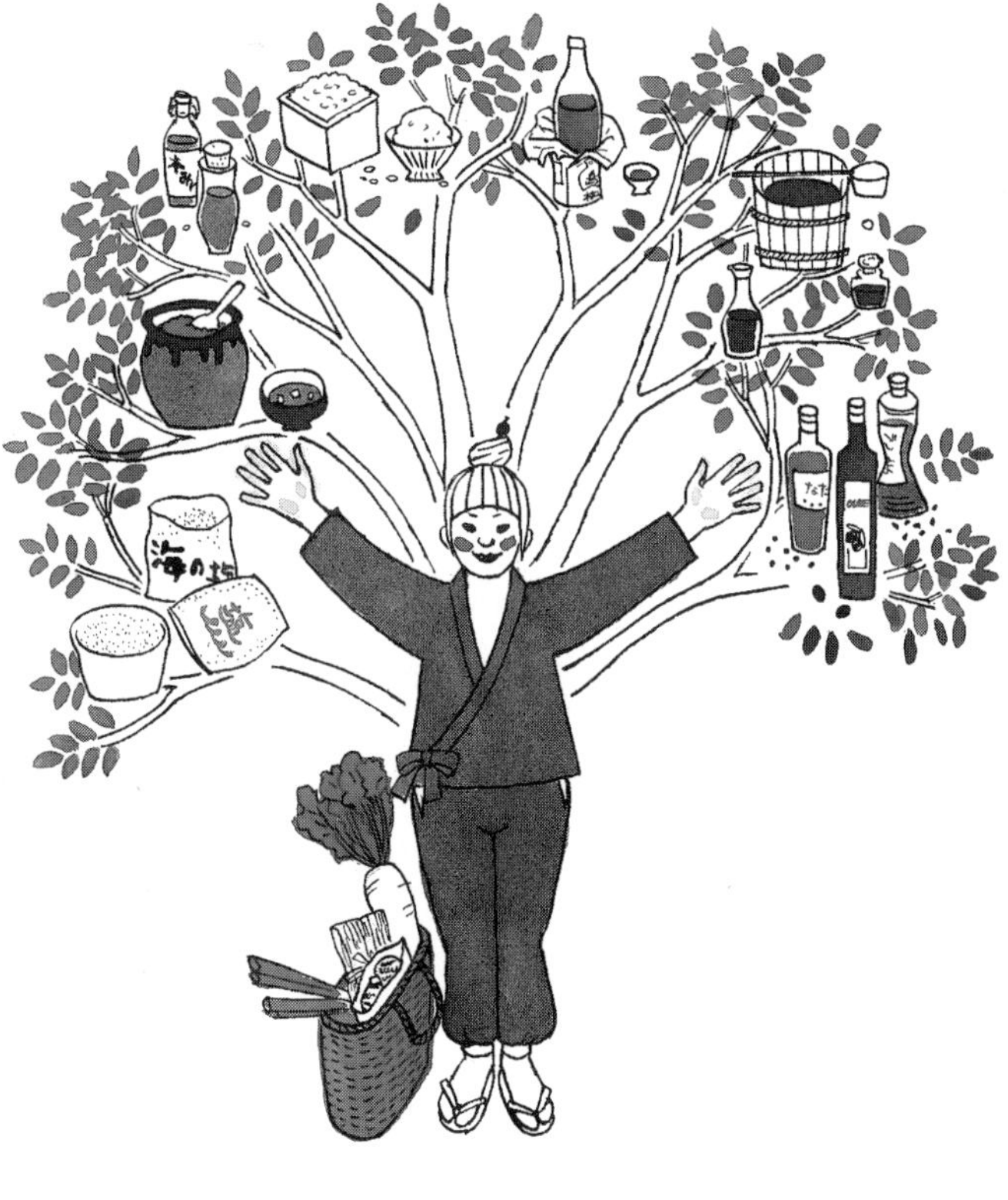
海の塩
塩

い。テレビのコマーシャルや雑誌の広告では、オイルの性質そのものよりもカロリーのことばかりが喧伝されることが多いようですが、「カロリー〇パーセント・オフ」などということよりも、本当に大切なのは、その油脂がどこまで自然に近い性質のものであるか、安全性を保っているかということです。つまりは、どのように圧搾、あるいは抽出されたものであるかという製造過程も考慮するべきでしょう。大手企業の工業製品であるサラダオイル、あるいは天ぷら油などは、化学物質を媒介として抽出、加工した製品もあり、その安全性が保証されているとは言い難いものがあります。それに対し、「信頼のおけるメーカーの」という前提はつきますが、ごま油、あるいはオリーブオイル、菜種油、茶実油（中国の山岳地帯に自生する茶の実を搾った油）は、化学物質を使用せずに、天然の原料を圧搾して作られています。台所に置く油脂は、料理との兼ね合いを考えても、この四種類で十分です。また、ダイエットという視点から油脂を考えるにせよ、低カロリーのオイルだけに頼らずに自分で運動して消費するくらいの気合いも必要ですね。

ソース、ケチャップ、マヨネーズは？

これらの調味料は、以前の日本の食生活の中にはなかったものですが、合成添加物を使用せず、良い材料を使ったものであるなら問題はありません。女性の妊娠期間中には、自分の幼少時の頃の食事、あるいはもっと遡って胎児期の頃の食事に戻りたがる傾向が出てくることもありますが、両親が戦後生まれであれば、ソース、ケチャップ、マヨネーズの使用はごく普通のこと。そんなに神経質になる必要はありません。

昆布《こんぶ》出汁《だし》の引き方

(1) 一時間ほど水に浸しておいた昆布を火にかける。最初は中火で。
(2) 昆布に水泡がついてきて、なべの中でゆれ始めたら火を弱火にする。
(3) 煮立つ前に昆布を取り出す。

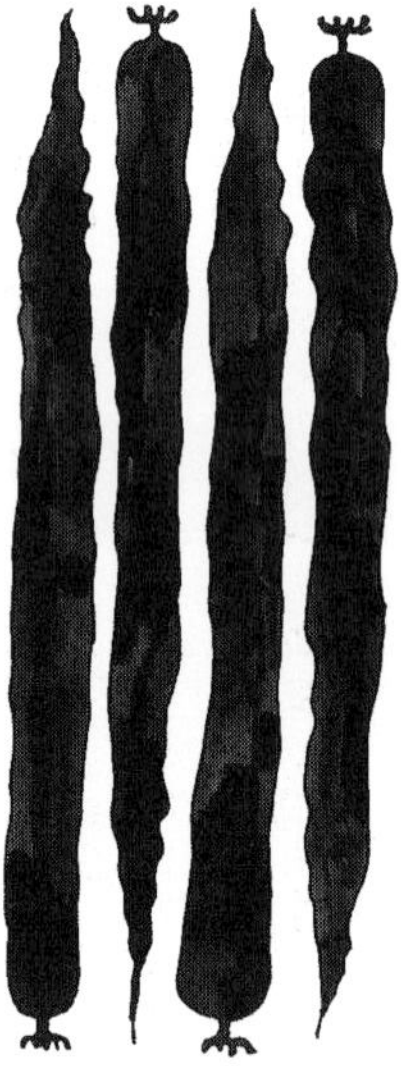

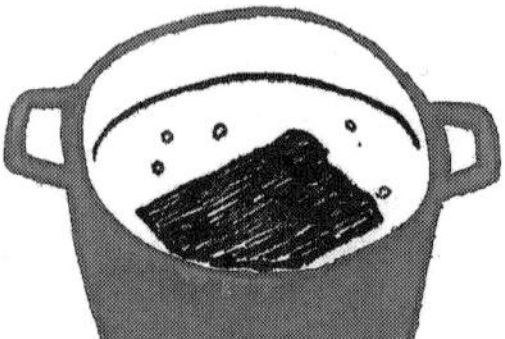

コラム

食養生の実践としてのマクロビオティック

マクロビオティックの創始者・桜沢如一（ジョージ・オーサワ）が目指したものは、単なる食養生だけではありませんでした。彼が追い求めたものは、単なる健康ではなく、自然界の法則や宇宙の秩序をも含む壮大な生命哲学とも言うべきものでした。食養生の実践としてのマクロビオティックでは、「身土不二」（＝自分が生活している場所で採れた旬のものを食べること）、「一物全体」（＝米や野菜などの食材を精製したり、無理に皮を剝いたりせずに摂取すること）を提唱しています。また、食物を構成するナトリウムとカリウムの含有量によって、さまざまな食物を陰と陽に置き換え、そのバランスの中庸を求めることも現代の食生活においては大変興味深いことです。たとえば、夏野菜のトマトやきゅうりやナスは陰性の食物ですが、これを季節もわきまえずに一年中摂取し続けることは、女性の身体を冷え性に陥れることにもつながります。

旬の新鮮な食材を四季に応じてとることのできる日本の食事が、世界でも稀な健康食であることは、国際的にも認知されつつあることです。その味付けの基礎となる味噌、醤油、酢、みりんといった発酵調味料や漬け物、納豆などの発酵食品もまた、日本人ならではの優れた加工食品。微生物によって醸された食品群ですので、腸内の菌類のバランスを整えるのに大変役立ちます。

第七章

肚力《はらりょく》

肚《はら》の据わった女になるには

おなかに力が入る、入らない、という言い方があります。肚《はら》に力が入っていれば、何事か成すことができる。けれども、力が入っていなければ事には取り組めないというようなイメージもありますね。では、おなかの力とは何かというと、腹筋のことではないのです。「おなかに力を入れる」ためには、むしろ腹筋はゆるんでいなければなりません。同時に横隔膜《おうかくまく》が下がっていて、さらには肛門もしまっている必要があります。けれども、「ゆるめる」という行為は人間の意志でできるものではありません。なおかつ横隔膜も不随意筋《ふずいいきん》（※）なので、下げようと思っても容易に下げることはできないのです。そしてまた、肛門も普通の随意筋とは違いますから、しめようと思っても、せいぜい大臀筋《だいでんきん》（お尻の外側全体の筋肉）がきゅっとするくらいで肛門の内部の筋肉をしめられるわけではありません。女性の場合は、鍛えれば膣をしめることができますが、普通はなかなか難しいです。同じように、肛門もきゅっとしめることは難しいのです。

ただし、不随意筋というのは、「随意しづらい」ということだけで、実は本当に

「不随意」というわけではありません。横隔膜は不随意筋ですが、イメージによって下げることは可能です。すなわち腹式呼吸という言葉自体がイメージ戦略の役割を果たしているのですが、おなかで呼吸をするようなイメージを持てば横隔膜は自然とおりてきます。そもそも呼吸は肺でするものですから、おなかで呼吸するということはイメージでしかないのですが、おなかで呼吸するかのようにしてみると、横隔膜がおりてくるから不思議です。

第二章「姿勢力」でも触れていますが、しっかりとした呼吸ができるようになってくると、身体をゆるませる、横隔膜を下げる、肛門をしめるという一連の作業が可能になります。そうすると、腹式呼吸によって、初めて「肚が据わる」という現象が可能になってくるのです。つまり、肚力とは、同時に正しい呼吸力でもあると言えるでしょう。

※不随意筋＝自分の意志で動かすことが可能な筋肉（随意筋）ではなく、自律神経の支配下で活動が調節されている筋肉のこと。心臓を動かしている心筋や胃を動かしている平滑筋など、意志の作用では随意的に収縮させることができないとされている。

自律神経と仲よくなる「良いおなか作り」

不随意筋と大きな関わりを持つ自律神経は、発汗や体温調節、血圧調節などの機能も司っていますが、一般的には人間の意志ではコントロールできないものだという印象を持ちがちです。たとえば、女性が生理不順やめまい、低血圧、動悸などの体調不良を病院で訴えた際に「自律神経失調症です」と医師から告げられた場合、これといった治療法は提示されないケースがほとんどです。病名はついても、具体的な治療法はないということで、病名の告知後にさらに落ち込んでしまったり、自然に治るのを待つしかないような無力感に襲われる人も少なくありません。これは、死体解剖を基本として人間の身体をみてきた西洋医学の見地では当然のことです。それに対し、東洋医学では、ヨーガや呼吸法なども含め、自律神経そのものを調整することを試みます。自律神経は、意識と無意識にまたがる領域ですが、その最終的な手がかりは、呼吸法ということになります。また、その呼吸法についても、単なる呼吸法だけではなく、瞑想法や観想といったものも含まれます。それらの方法によって、自律神経が意外なほど大きく変化していくことがあるのです。まず心がけるべきは、「正しい呼吸による良いおなか作り」。これは、第二章「姿勢力」で触れた姿勢とも関係してくるのですが、まず、良いおなかの条件を挙げると、臍下の丹田（※）に弾力があって硬いのに、みぞおちは弾力があって柔らかいというのが良いのです。ところでみぞおちというのは、人間が気絶した時にカチカチになる箇所ですが、現代人には、みぞおちが堅くなっている人がとても多い。

これは、つまり、過剰なストレスを受けて半分気絶しているような状態で暮らしている人が多いということです。過剰なストレスから身を守るには、家庭や職場環境、つまりは人間関係の見直しをはかることがもちろん必要になってきます。

呼吸法も含め、生活に取り入れることのできる習慣としては、整体的ヨーガのワニのポーズ（148、149ページ）を参考にしてください。

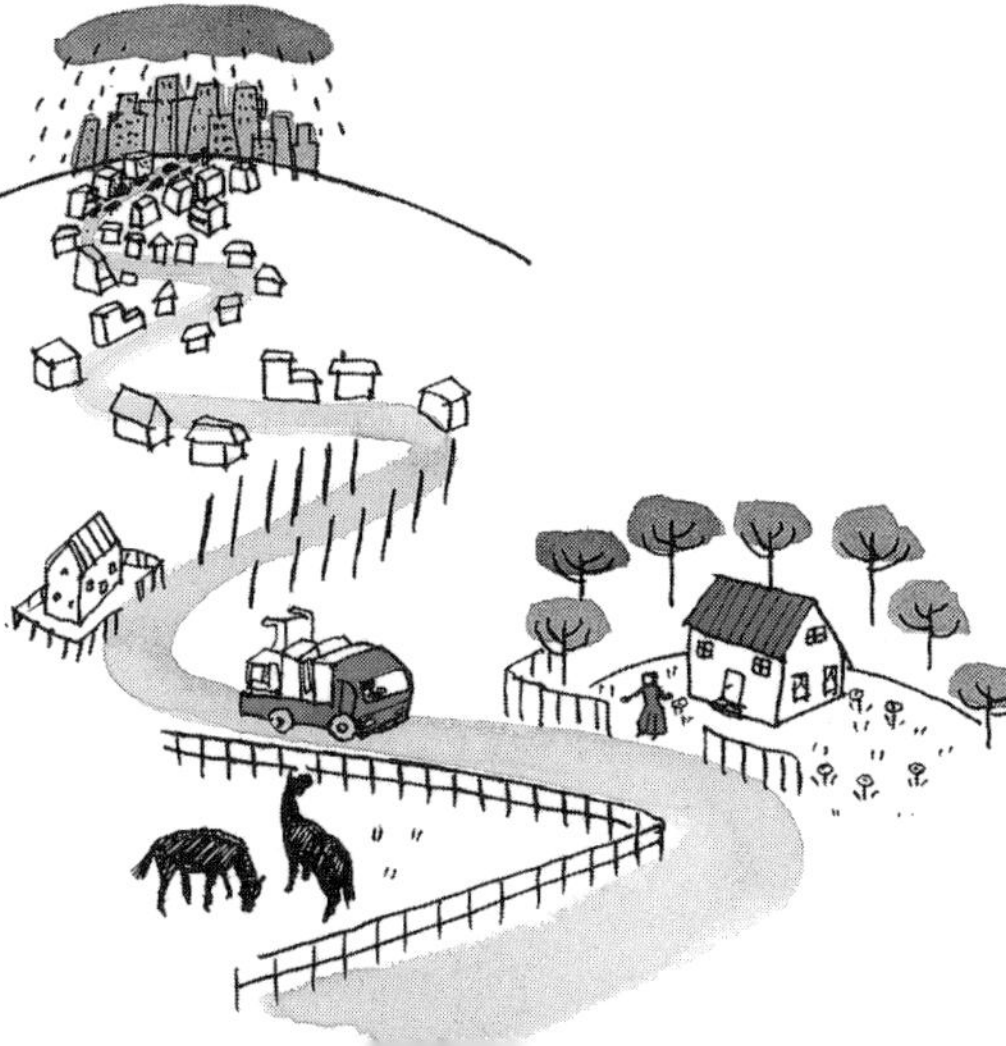

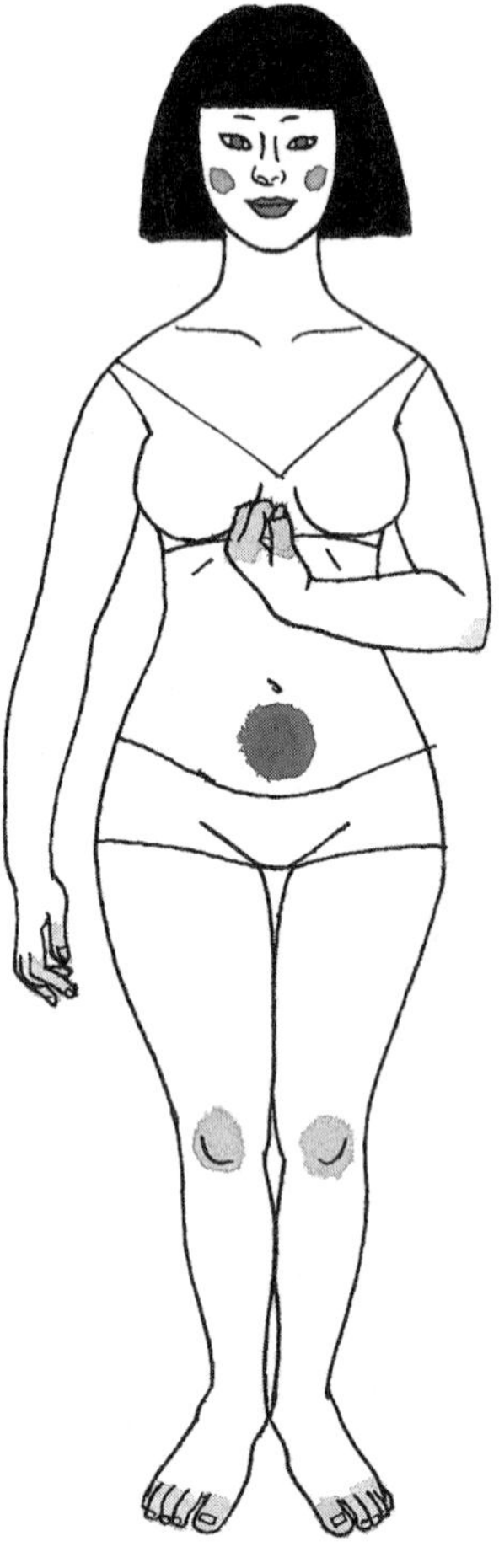

※丹田の中心の位置には個人差がありますが、一般的には、おへその下に人差し指をあててそのまま残りの指をそえていった時の小指のところの奥（体内）です。

びっくり仰天した時の呼吸の整え方

何かにひどく驚いたり、突発的なトラブルに巻き込まれたりすると、人間の横隔膜は上に上がってしまいます。びっくり仰天すると、横隔膜が上がることで心臓の下に近づきますから、それで胸がドキドキするように感じるのです。そもそも心臓の鼓動はいつもドキドキしているものと相場は決まっていますが、横隔膜が上がることで初めて動悸の激しさを自覚できるのです。ですから正確に言うと、動悸が激しいほど、横隔膜は上がっているということになります。いわば、その「舞い上がった」状態は、意識的に呼吸をすることでクールダウンさせることが可能です。ただし、呼吸以前に、身体が冷えている時は、腹筋はゆるみにくくなっていますので、逆に肚を据えることはできません。人間は熱が入ることで、初めて横隔膜がゆるみます。ですから半身浴などをして身体が温まっていたり、良い音楽を聴いて気持ちにゆとりが出たりすることで、初めて横隔膜が下がり、肚が据えられる状態にもなれるわけです。

ですから、何かしんどいなあ、つらいなあという時には、半身浴や足湯をしたりするといいのですが、ただし、現実問題として、何か事件が起こったり、大変な目にあった時に、いちいち半身浴をしに家に帰るわけにもいきません。そういう時には、基本的には腹式呼吸を常に意識します。(1)大きく息を吸って、(2)おなかが丸くふくらむくらいまで息を吸ったら、(3)一、二秒息をとめて、(4)「はあっ」と大きく息を吐き出す（次ページのイラスト参照）。これを何回か繰り返すだけでも、だいぶ気持ちは落ち着いてきます。そして、下肚に両手を添えて「うむっ」と言うことで、下肚に力が入る

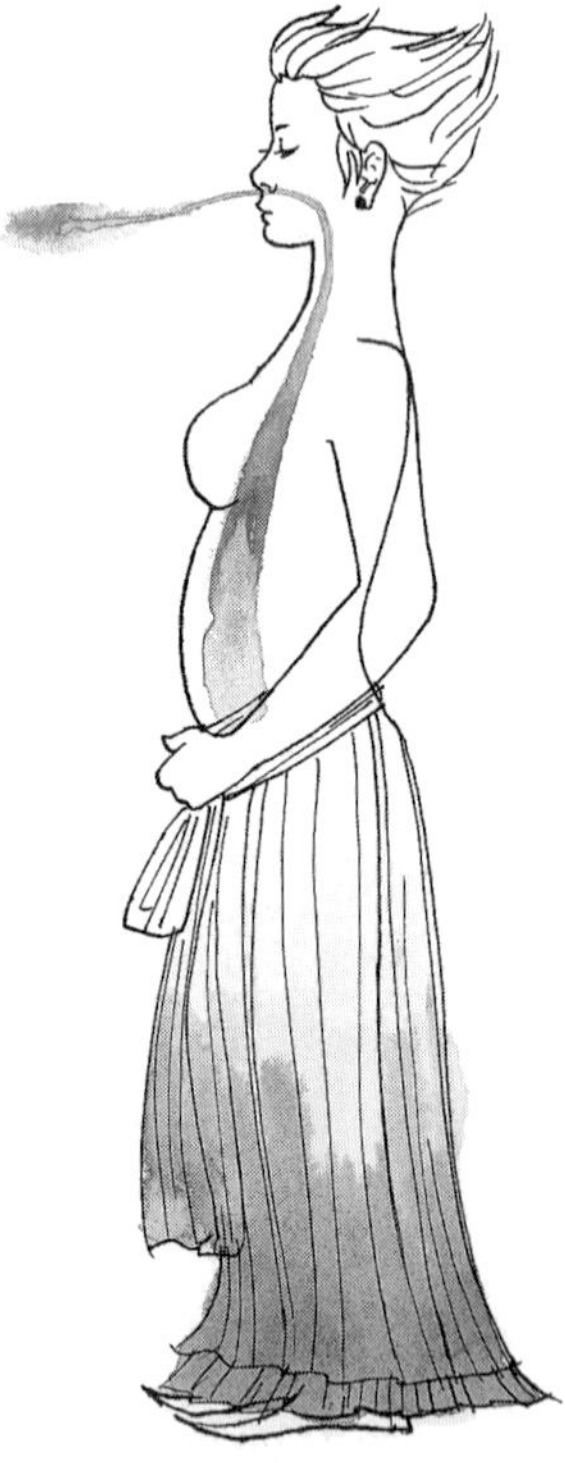

大きく息を吸って

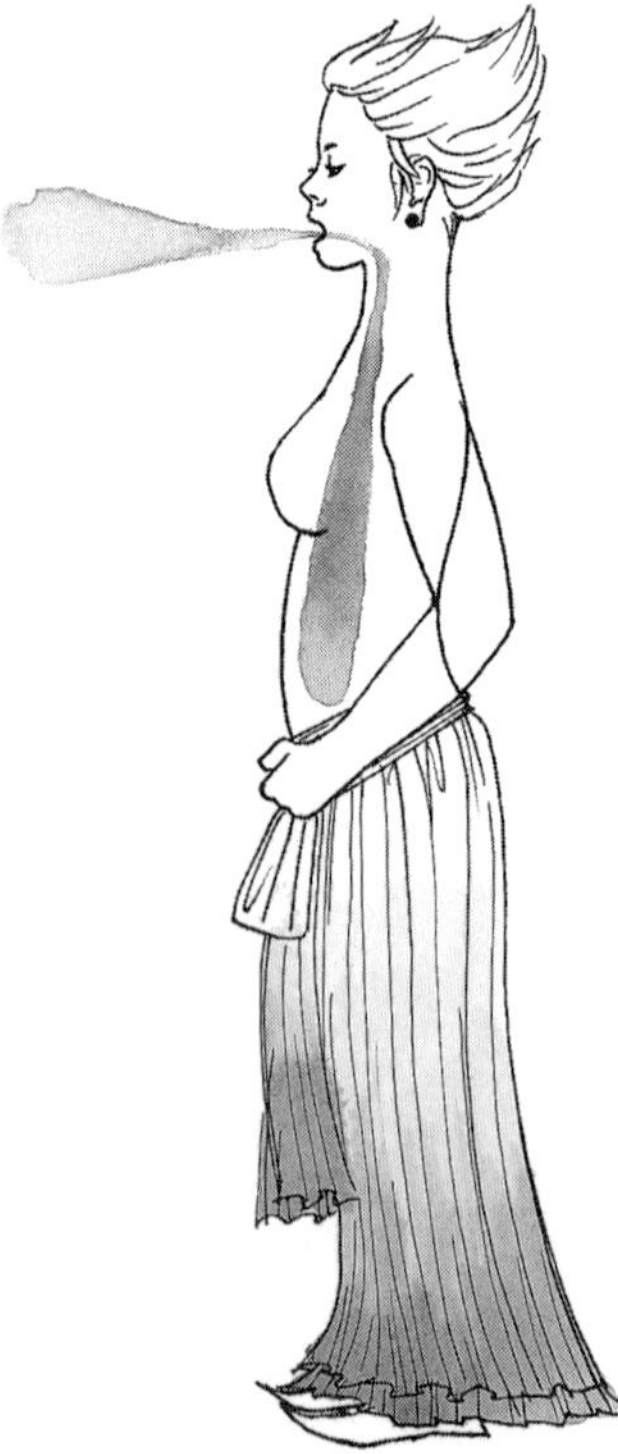

大きく吐く

ようにする。そのためには、「うむっ」と言うことで強制的に横隔膜が下がるように、普段から稽古しておく必要があります。

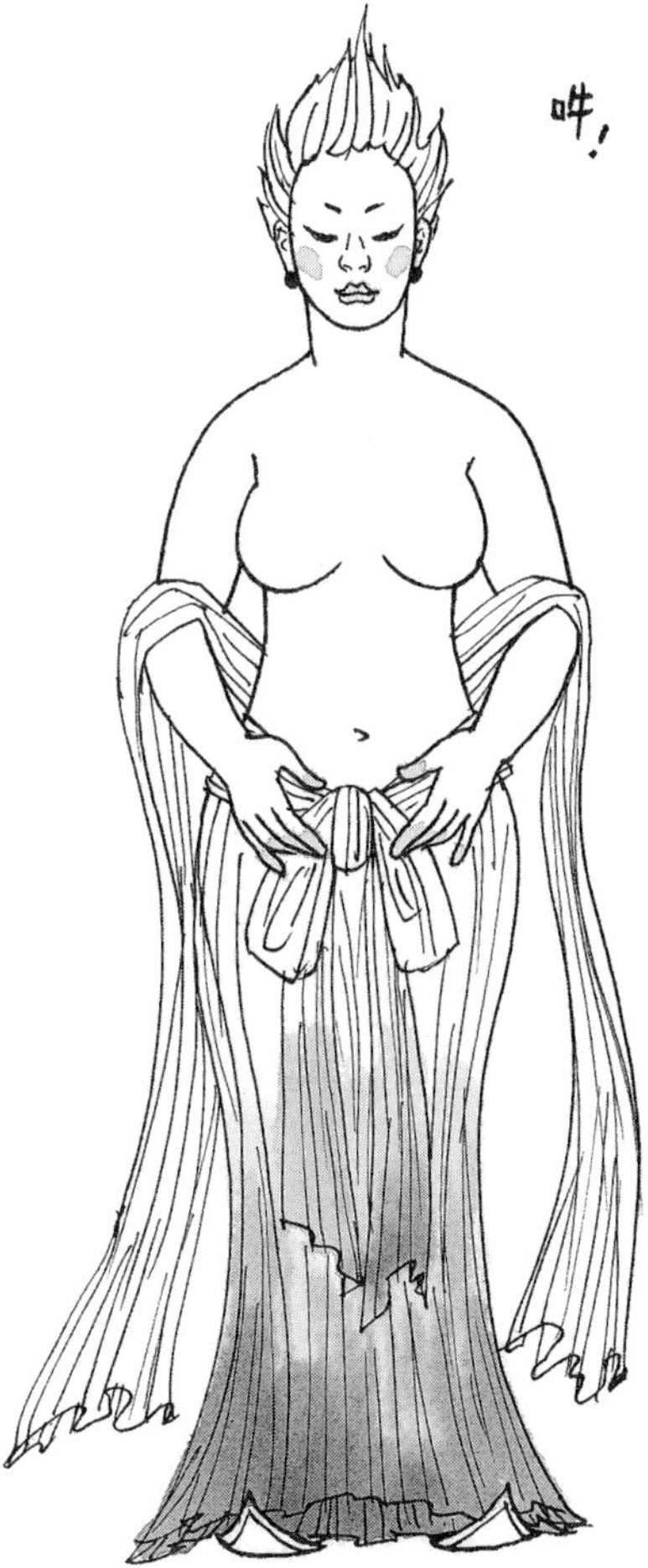

ため息はつかざるを得ないもの

人間、緊張の極致から抜けた時には、ため息が出るものです。「はあーっ」と息が出ることで横隔膜が下がりますから、ため息は理にかなったものでもあります。「ため息をつくな」という意見もありますが、それはため息が悪いのではなくて、ため息をつくところまで緊張している状況が悪いということでしょう。年中ため息をつかねばならないような緊張を続けているからいけないのであって、そういう場合は、肚にも力がありません。ですから「ため息をつくな」ではなくて、「ため息ばかりつくな」というのが正しい言い方であるでしょう。一日中、一緒にいる人に朝からため息ばかりつかれたら、仕事をする気にはなれません。仕事のあとで「一息つく」というのはいいことですが、ため息は一日一回にとどめましょう。ただし、ため息と言っても二種類あって、「フゥーッ」と「ハァーッ」とでは、両者の意味はまったく違います。大変なことが終わった時に「ハァーッ、終わった」という息、これは吐いた時点でもまだ事態が完全には終わっていない。それに対して「フゥーッ」というのは達成感がある時の息の吐き方ですね。たとえば、競技で一等賞をとった時には「フゥーッ、金メダルをとったぞー」という息の吐き方になりますが、負けた時には「ハァーッ、また来年か」みたいなことになりますね。

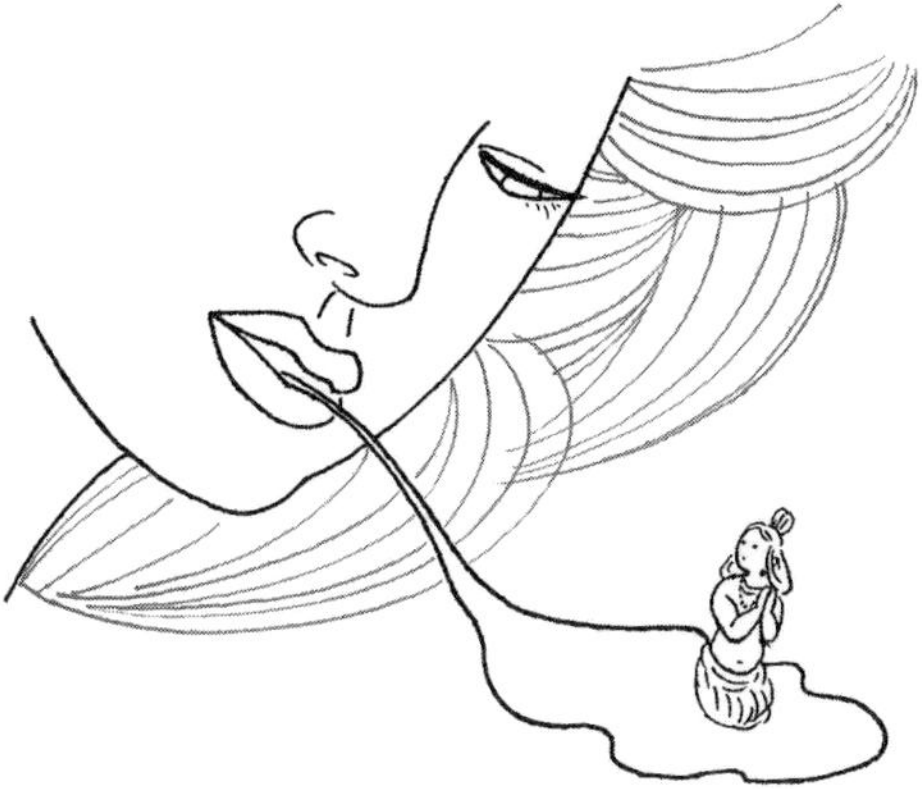

肚を鍛えるトレーニング

運動選手のスクワットトレーニングや力士のしこふみなど、太ももを鍛える筋力トレーニングの最終的な目的は、実は肩を落とすことにあります。太ももがあまりに貧弱だと、体を肩で引っ張って支えようとするために、肩が張ってしまうのです。つまりハンガーで吊ったような状態になってしまうんですね。しこを踏んだり、スクワットをすることで、太ももが出来上がってくると、初めて肩が落ちる状態になります。肩が落ちないと腹式呼吸はできません。

しこの原型は、禹歩《うほ》、中国の伝説の皇帝、禹《う》の歩き方です。つまり、相撲は、そもそも道教からきています。吊り屋根の四隅の房の色（青・赤・白・黒）もそうです。ちなみに、土俵は黄色（金）を表します。道教的な思想では、人間は鍛えることで神になることができると考えられています。だから、力士はしこを踏むし、横綱が御神体であるということで神棚の綱を腰に巻いているのです。

さらに、四方八方が良くなりますようにということで「はっけ（八卦）よい」と言うし、そして「戦いたくなかったら帰ってもいい」という意味で「のこった、のこった」と言うのです。大和民族とは、大きな和ということですから、残ればよい。古代ローマのコロセウム（円形闘技場）で行われた格闘のように、どちらかが死ぬまで続

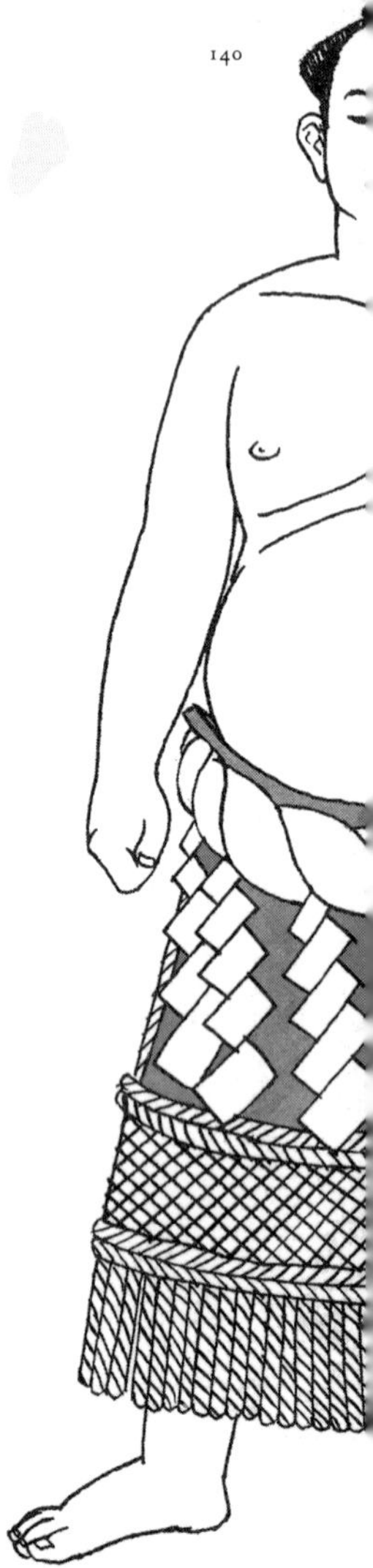

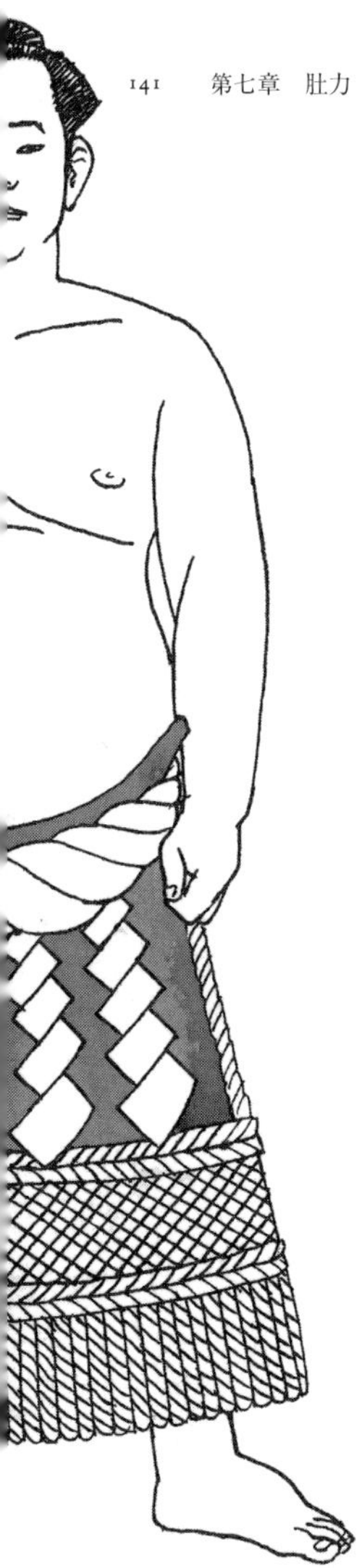

けるような戦いではないわけです。土俵の輪から出たら闘いは終わりです。そして、相撲には、禹が歩いて地鎮をするという意味があります。地鎮祭だから、穢《けが》れを受けないように女性は土俵に上がらないようにということになるのです。

たまには思い切り大声を出してみよう

海辺を走って夕陽に向かって「ばかやろう！」と叫ぶ。そんな古典的な行為を見てもわかるように、大声を出すことで人間の身体からは邪気が出ます。大声を出すことの効用は二つありますが、ひとつは大きな声を出すと自然に腹式呼吸になるということ。それからもうひとつは、体に「一本の線」（45ページ参照）が通るということです。

「ばかやろう！」と大声で叫ぶ時も背筋が伸びて一本の線が通ります。これをヨーガの言葉では、「スシュムナー管」と呼びます。「気道」という意味です。ヨーガの場合は身体は、じっとしていて動かないことが多いのですが、武道の場合は、その線が重力線と重なり合ったり、体内で動いたり、外に出たりして、さまざまな対人関係を作って不思議なことが起こります。

能楽の謡でも、本当に遠くに響かせようと思ったら、一本の線がないと大音量を出すことはできません。能楽の謡い方というのは、普通の歌い方でなくて、一本の線をちょっと後ろにずらして、その線を背中の方にぶつけて歌います。モンゴルのホーミーの歌い手や回教徒の寺院の一番上でコーランを吟じている人もそうです。

また、この一本の線は精神的な部分にもつながるからこそ、「あいつは筋金入りだ」というような表現もあるのだと思います。そういうしかるべき線がきちんとしている人は、たとえだらっとしていても格好がいい。そういう人は、肩がゆるんでくつろいでいる状態でもとても絵になります。反対に、その線を持たない人がだらけていても、単にだらしがないだけですね。

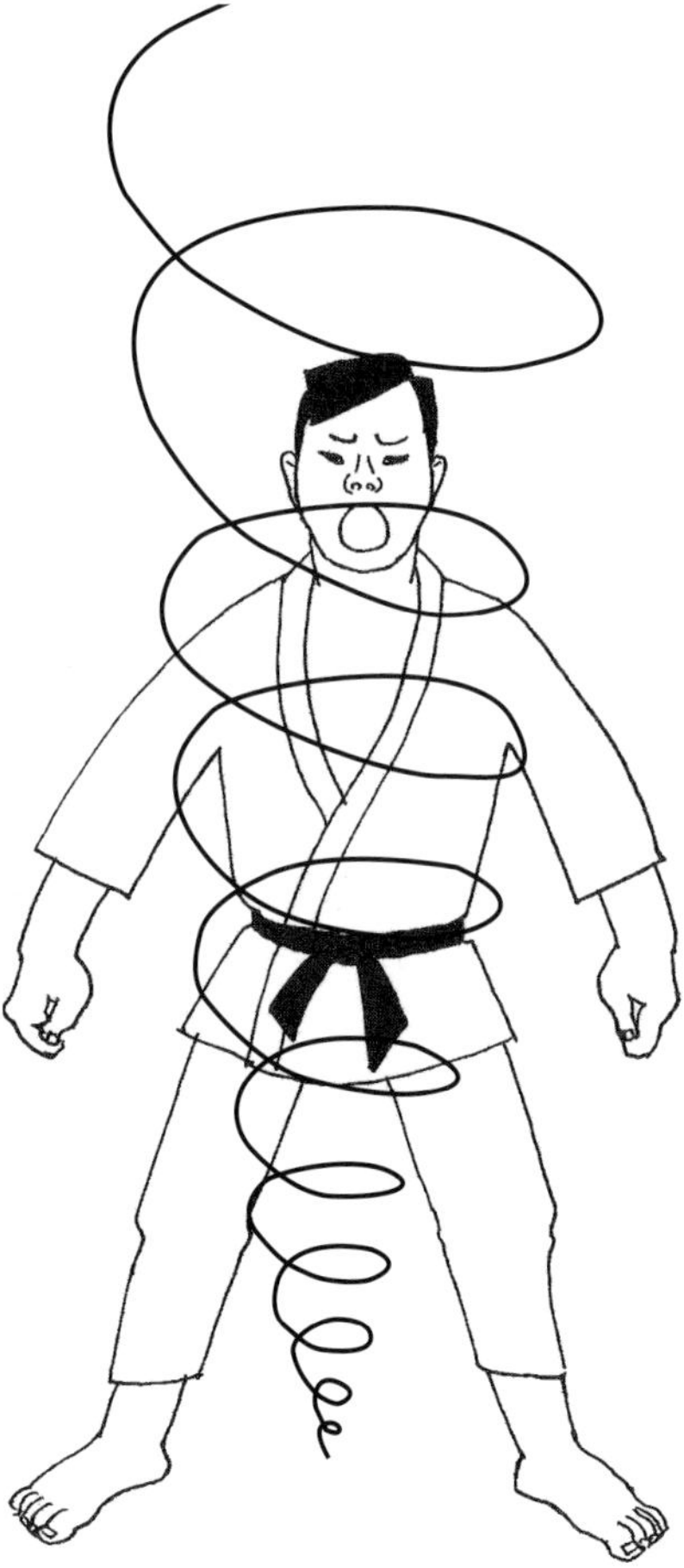

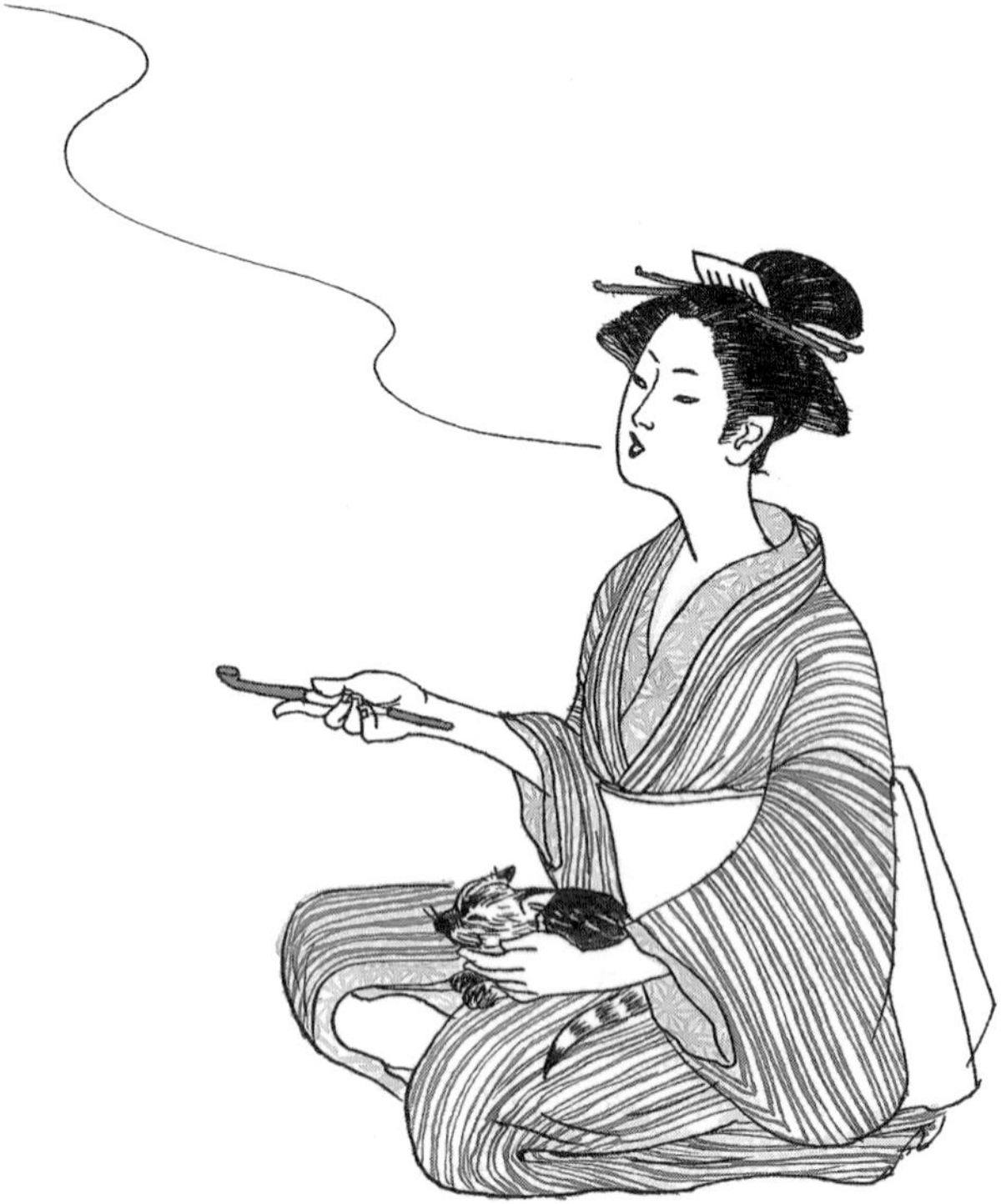

コラム

簡単だけど効果抜群の整体的ヨーガ

ヨーガと言えば、何をやってもいくばくかの効果があると誤解されがちですが、各部の筋肉を連動させないでポーズを取ると、むしろ身体に害を与えることもあるのです（たとえば、腰痛の遠因になったりします）。

また、数多くやればいいと思っている人もいますが、むしろポーズの数は少な目に抑え、各人の個癖に応じたポーズをやっていく方が、身体にいい場合が多いのです。また、長時間かかるものも親切な指導とは言えません。あくまでも日常生活に溶け込める短時間で済む整体的ヨーガこそが、求められています。

以上の点を考慮して作ったのが、これから御紹介する効果抜群の整体的ヨーガであります。

ウッターナアーサナ（立位での基本連動ポーズ）

まず、足を肩幅の広さに開いて立ちます。足先は平行にしますが、角度が広がらないよう心持ち内股気味にするのがポイントです。

そして、ひざ裏と腰の後ろをピーンと張ったまま、ゆっくり前傾していきます。そのとき、足の親指に力が集まり、ひざと太ももの裏側がやや痛くなるほど伸ばします。

さらに前傾して胸を張り、首を突き出します。腰を常にピーンと張るよう意識を集中することが肝要です（あらかじめ前屈をしてチェックしておくと、体が柔らかくなるのがわかります）。

このポーズは、老化を防止し、ぎっくり腰の予防にも有効です。

長強のポーズ（腰をさらに強くするためのポーズ）

この運動は左右交互に行います。

まず、あお向けに寝て、足を肩幅に広げ、踵《かかと》を突き出すようにします。

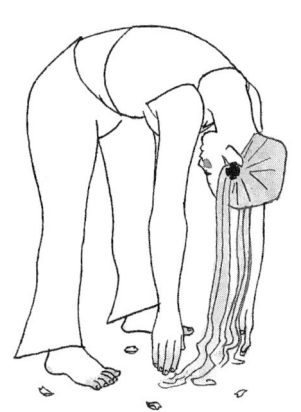

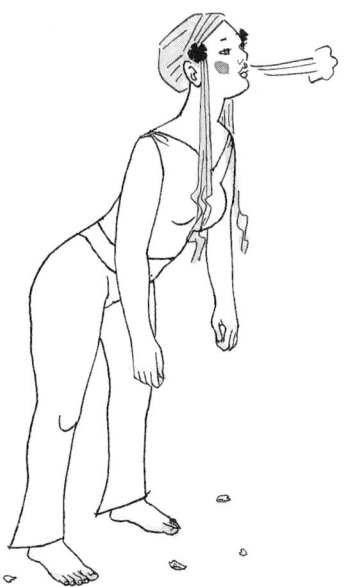

ウッターナアーサナ

足首を直角に保ちながら手を上げたほうの足をひざ頭が内側に向くように九十度に曲げながら、踵を床につけたままずらしていきます。次に息を吐きながらひざ頭が床につくようにします。

足幅が開いたり、足首が伸びてしまわないように注意して下さい。曲げたひざが浮いてしまうようなら、パートナーに浮いてしまうひざを軽く押さえてもらいましょう。ただし、決して無理をしないようにして下さい。

ワニのポーズ（仙腸関節（※）の修正体操）

まず、あお向けに寝たら、両手を真横に十字架のように伸ばして安定させ、掌は下に向け床につけておきます。次に、手が上に上がりにくい方の足を真っ直ぐ上げていきます（両手とも同じくらいなら両方の足を

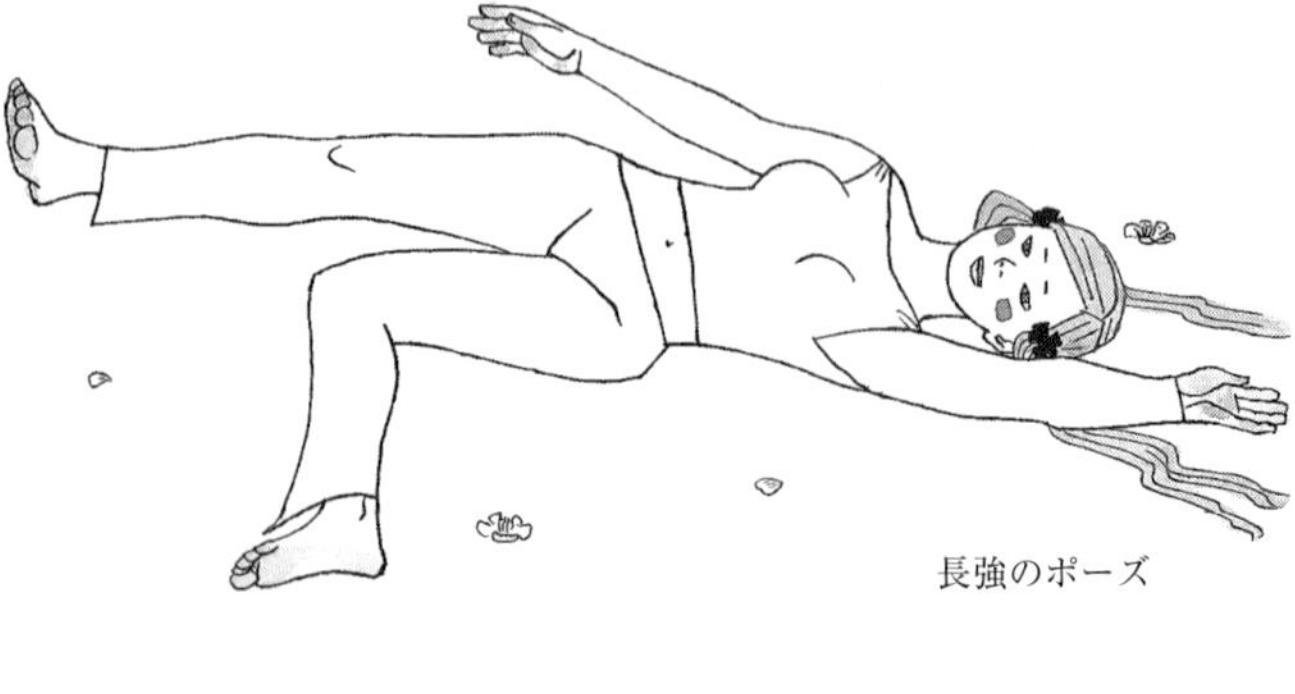

長強のポーズ

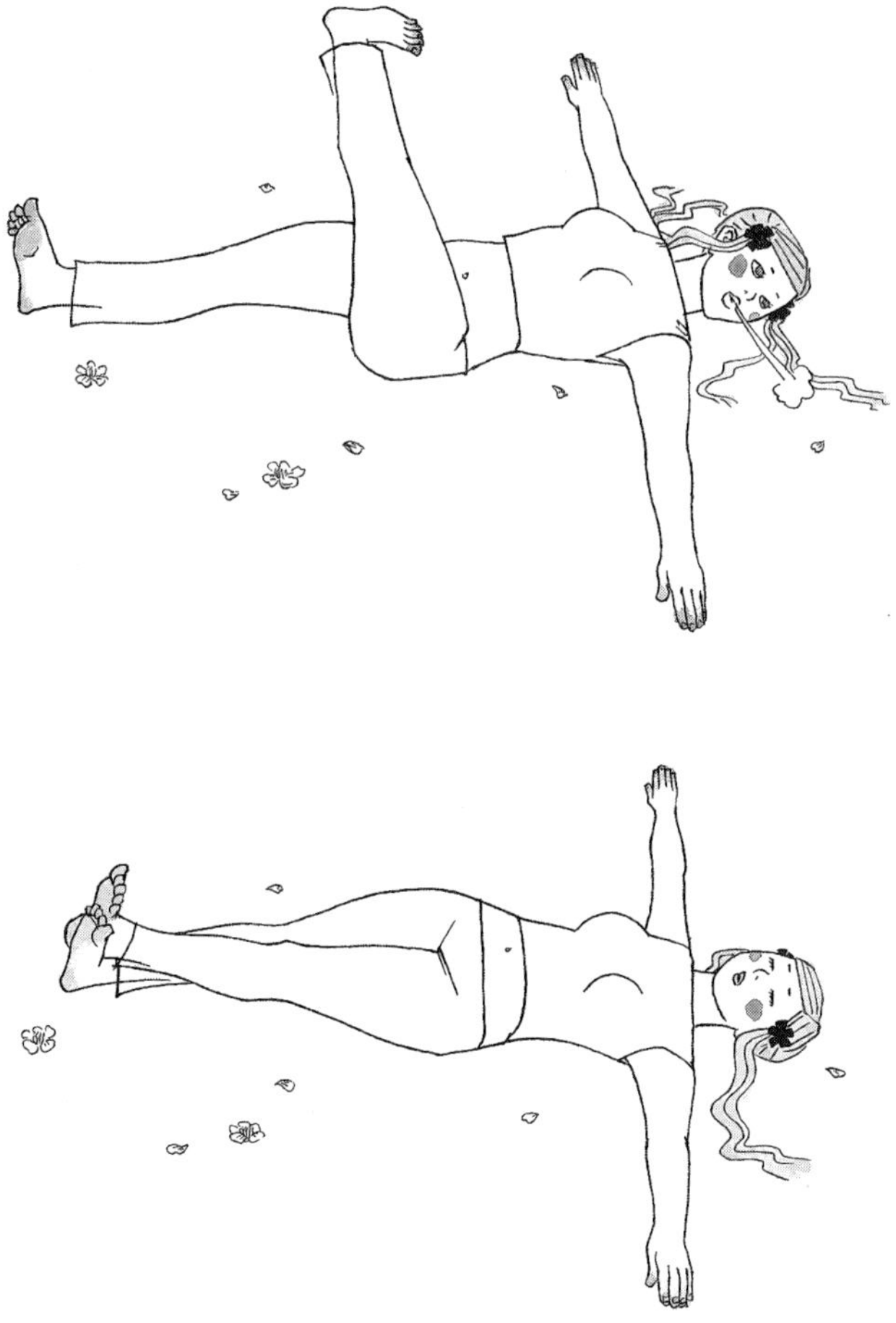

ワニのポーズ

交互にやりましょう)。

決してひざを曲げずに、足首はできるだけ直角を保ちます。まっすぐ上に上げたら今度は、ゆっくりと内側に倒していくと同時に、首は逆側に倒し、目が斜め上(四十五度)を見るような感じにしっかりとねじりましょう。

息を吐きながら行い、さらに、肩の方へ近づけるように持っていくようにしましょう。限界に来たら、三秒停止。その後、一気に脱力します。

行う回数は、一度に二、三回までにとどめましょう。

このポーズは、腰から来る四十肩、五十肩の症状の軽減や予防にも効果的です。

※仙腸関節とは、骨盤のほとんどを占める腸骨と、背骨の最後の逆三角形の仙骨との繋ぎ目のような関節を指す。扇の要のような大事な関節。

コラム

更年期に対する考え方

人間には、成長期、更年期、老年期と呼ばれる時期があることになっています。更年期には、頭痛、めまい、倦怠感、ホットフラッシュ（ほてり）、あるいは不定愁訴（原因不明の体調不良）と称されるさまざまな症状が現れるとされています。けれども、更年期の不調を仕方のないこととして諦めてしまうのでは、いったい、いつなら健康な時期なのかということになってしまいます。

更年期の不調は、人間関係や性生活とも決して無関係ではありません。女性の性欲のピークは、健やかな性生活を送っていれば本来は五十歳前後です。ところが、女性の容貌は三十代後半から衰えを見せ始め、性的にピークを迎えるはずの四十代後半から五十歳にかけて（つまりは、更年期と呼ばれる年代）では、夫や恋人からは見向きもされなくなる傾向にあります。これは、女性にとっては、由々しき一大事です。大和撫子《やまとなでしこ》の「撫子」の語源は、「撫でて、いつくしみたいくらい可愛いこと」であると言います。女性は、愛《め》でてもらい撫でてもらってこそ、元気でいられる存在なのです。

では、何歳になっても撫でてもらえる大和撫子でいるためには、どんな心がけが必要なのでしょうか。

(1) トイレ掃除をすること。トイレは、実は性器と同じなのです。家の中の性器を汚れたままにしていたのでは、実生活の性生活にも影響が出てきます。毎日の掃除を心がけましょう。

(2) 喧嘩は、セックスと同義語。喧嘩できない夫婦は、セックスもできなくなってしまいます。夫婦喧嘩の理由は、ささいなことであるほど正しいものです。何よりも、思ったことは、口に出して言うようにしましょう。

(3) きれいでいようと誓うこと。男は、きれいなものを壊したい、という願望があります。きれいなものを壊し、乱すからこそ、征服欲が満たされるのです。きれいなものだからこそ、壊したいのであって、始めから壊れていたのでは、攻撃性も性欲も萎えてしまいます。きれいでいようとする心を失わないで下さい。

〈対談〉
能ある者は〝気〟がみえる？

ゲスト　大貫妙子（歌手・アーティスト）

※二〇〇五年九月九日東京・銀座資生堂ビル「ワード資生堂」にて開催された「ワードフライデイ」での対談を収録。

背骨に興味をもつ中学生

三枝　実は僕、中学のときにたまたま大貫さんと同級生でありまして、僕はそのころから整体の勉強をしていまして、大貫さんは音楽のことをやっていらした。お互い目指している方向は違ったんですけれども、それぞれが進みたい道ははっきりしていました。そのころからずっと、今もお付き合いが続いています。大貫さん、長くやっていらっしゃいますね。

大貫　お互いに（笑）。友だち関係というのはいろいろあると思うんですけれども、男女でありながらまったく恋愛関係なしに今日まで来てしまいましたね（笑）。

三枝　お陰様で（笑）。

大貫　中学のときからというと、二十世紀の話ですから、ずいぶん前のことになっちゃいますけれども、今まで大親友としてお付き合いさせていただいています。こういう関係というのはほんとうに珍しいだろうと思うんです。それで、今でこそ整体とか気功というものは皆さん誰もがご存知だと思いますが、私たちが中学生のころはまったく社会的に認知されていなかったんですね。そのころから彼は人の背骨にしか興味がないというような人間で、私も音楽にしか興味がなく、お互いほとんど友だちがいなかったし、なぜかとても気が合ったといいますか、意気投合したわけですね。彼は女の人の背骨がどうなっているのかとても興味をもっていたんですけれども、近くに触らせてくれる女の人がいなかったということで、ある日、「君の背骨をぜひ触らせてほしい」と言われまして（会場爆笑）。それで家に来て、もちろん服の上からですが、私の背骨を触ったりして……。

三枝　その節はありがとうございました。

大貫　そのときは「背骨でなにがわかるのかな？」と思っていたんですけど……。中学卒業後はしばらく会わない時期がありましたが、二十五歳くらいのときにまた再会して、それからはずっと尊敬しかつ大切な親友ですね。でも再会したころもまだ世の中に整体なんて全然浸透していなくて、整体をするような場所というのがなかったたんですよ。不動産屋さんからも怪しい人だと思われて、部屋を貸してもらえない。私も、私の友人のミュージシャンたちも、彼の整体のお世話になったんですけれども、なんと井の頭公園でやってもらっていたんです。細野晴臣さんとかもいましたよね。あれから二十五年ですか。やっと整体というものに光が当たって、当時の三枝さんのことを知っている私としてはすごく嬉しいかぎりです。ほんとうに長かったですね。

三枝　ありがとうございます。今では堂々と話ができるようになりました（笑）。それで、今日のテーマは「能ある者は〝気〟がみえる？」ということで、僕は野口整体のことを中心にお話ししたいと思っているんです。僕は中学一年のときに筋無力症という病気になりまして、医者からは治る見込みがないと言われました。親はすっかり諦めていたんですけれども、僕は諦めきれなかった。「十七歳まで生きられたらいいほうだろう」なんて医者は言ってましたけど、僕はもうちょっと生きてみたいなと。そのころ野口整体の創始者である野口晴哉《はるちか》先生という方の噂を聞きまして、十三歳の僕はその先生のお弟子さんたちにかわいがられながら勉強しまして自分の身体を治したんです。野口先生という方は「背骨ですべてのことがわかる」とおっしゃっていたんです。そこで、僕はまず背骨をよく知りたいと思いまして、銭湯に行っては片っ端から背中を洗わせてもらったんです。「もしかしたら胃が悪いんじゃないでしょうか？」とかね。でも、女湯には入れないから女性の背骨に触る機会がないわけですよ。それで大貫さんにお願いして触らせてもらったり、大貫さんのお友だちを紹介してもらって、その方の背骨を触らせてもらったりして、「背骨とはなにか」ということを実際に自分で触りながら勉強したわけです。

大貫　ちょっと変わった人ですけど、私は一度も怪しい人だとは思わなかった。彼の言っていることも全然疑問に思わなかったし、「なるほど」って納得できたんですね。中学のときも今も、彼の言うことはそのとおりだなと思ってきました。ほんとうに不思議なご縁だなと思うんです。中学のときに出会って、二十代のときに再会して、そのころ私は音楽のアルバムを何枚か出したあとだったんですけど、そのときに整体してもらって、それからは一切薬を飲むのをやめました。「薬なんて百害あって一利なし」って言うもんですから。それもそうだなと思って、二十五歳から今まで一切薬は飲んでいないです。でも、飲まなくてもまったく平気で、医者にも行ってませんから、これも三枝さんのお陰だと思っています。年齢を重ねて仕事を続けていればいろんなところにガタがくるのが普通かもしれないけれど、逆に身体はどんどん強くなっていくのだ、というところを三枝さんには見せたいんですよね。お互いに刺激しあいながら今日までやってきたところがありますよね。

音楽は気そのもの

三枝　そう言えば、大貫さんは最近、以前のような高い声が出せるようになったとか？

大貫　いちど、四十歳をこえてから、上のほうが出なくなってキイを下げたんです。声というのは、肉体的な理由ばかりではなく、精神的なこともかなり影響しますが、それが去年から元に戻ったようにまた出るようになったんです。

三枝　喉の筋肉の使い方が変わってきたんですね。不随意筋がどんどん発達してくるわけです。不随意筋というのはイメージでしか動かせないんですけど、訓練によってそういうことができるようになってくる。想念のもち方とか、気持ちのもち方が人間の身体に影響を及ぼしてくるんですけど、大貫さんの場合、その身体の使い方が上手になってきたわけです。いわゆる「気」というものがありまして、これがかなり影響してくるということですね。大貫さんには気とか整体について深く理解していただいていると思うんですが、ひとつ改めてお訊きしたいことがあるんです。音楽と気というものは関係あるんでしょうか？

大貫　音楽は気そのものだと思います。気が合わない人とは音楽はできない。それは聴く側の人にとっても絶対に見えるものだし、伝わるものです。今はレコーディングもコンピュータを使うことが多いんですけれども、近年はあえてコンピュータに頼らずに人の演奏でレコーディングするようにしています。日本に気が合う人がいなければ海外に探しに行く。気が合う合わないは、人種を超えてあることだと思っています。特に顕著なのはライブですよね。ステージの上で気が合わないと台無しなんですけど、ほんとうに気の合うミュージシャン同士だと、こんなに気持ちのいいことはないというくらい楽しい。ステージの演奏そのものが色気を放つ、演奏者からもエクスタシー光線が出まくりですから（笑）。ですので、気の合うミュージシャン同士というのは言葉を超えて非常に結びつきが強くなる。音楽を通して恋愛しているようなもので、ようするに言葉で口説く必要がないわけですから（笑）。でも、そういうミュージシャンであっても長い間やっていくうちに合わなくなったりもするので、自分にとって気の合うミュージシャンがどこにいるのかと常に探し続けるのが納得のいく仕事の仕方だと思っています。

ツボが発動する条件

三枝 なるほど。まず気ということですね、気が合えば呼吸が深くなりますし、気の合わない人といると呼吸が浅くなります。人間の身体というのはすぐ反応しますから、気が合わないと横隔膜が下がらなくなってきて呼吸が浅くなります。ということは当然、歌に悪い影響が出ますよね。で、気の合う人といると次に発汗があります。汗をかいてくるわけです。身体が暖かくなる。逆に、気の合わない人といると冷えてくる。僕が多摩美術大学で教えさせてもらいましたときに、「おしくらまんじゅう」というのをやったわけですね。生まれて初めてやったという学生が大変多いんです。するとですね、いつまでやってもやめようとしない。「もう帰れよ」と言っても、「いや、気持ちいいんです」って、なかなか帰らない。そのあと何組か別れたカップルがいました。つまり、今の人たちは接触がすごく少なくて、満員電車の次はいきなりセックスなんです。中間がない。だから、最初に偶然セックスしちゃった人が実は全然気持ちよくないということに「おしくらまんじゅう」で気づいたんですね。

大貫 それって、とてもよくわかります。

三枝　人間のツボというものは全身にあって、特に身体の真ん中にあるものが重要です。ということは生殖器もツボのひとつなんです。ところが、ツボというものは「そこにある」というものじゃなくて、条件が整わないと発動しないんです。まず、押す角度、次に強弱、次にスピード、その次にタイミング。たとえば、借金の申し込みでも、相手が息を吐いているときに言うのと吸っているときに言うのとでは、相手の反応が違うわけです。もともと、人間の身体は痛点のほうが多くて、気持ちいい点というのはすごく少ないんです。だから、人間というのは放っておいたら落ち込むに決まっているんです。音楽を聴いたり、活気のある場所に行ったりしないと、人間のツボというものは発動しないようになっている。自分として気持ちのいい場所に無理やりにでも行かないと、人間はウツ病になります。ウツは人間にとって普通なんですよ。そうならないために文化というものがあるんです。

大貫　いやー、長いお付き合いですけども、三枝さんのお話には毎回聞き入ってしまいます。三枝さんに勧められて、足湯とか、五本指ソックスとか、すべて実行してまいりましたけど、ほんとうにやってよかったなと思うことばかりです。

今こそ日本的な生活を見直そう

三枝　戦後六十年経ちましたが、年配の方でも日本の文化を知っている人は少なくなりました。たとえば「易」というものがあります。これは、武道にしろなににしろ、「和」のことをやっている人たちというのは必ず易の勉強をするんです。資生堂の「資生」という言葉も実は「易経」から来ているんですが、「易経」のどういうところに書いてあるか、それがどういう意味をもっているかということを知っている人が何人いるのか。相撲の世界だって易そのものなんです。易というのは陰陽の八卦で占いますが、その八卦がよいから「はっけよい」なんです。八方よくなりますようにということで「はっけよい、はっけよい、のこった」ですよ。めちゃくちゃ平和な武道（笑）。今日は勝てないなと思ったら、土俵から出て行けばいいんですもんね。日本の和というのは非常によくできているものがたくさんあります。

それから雪駄とか草履とかは親指に力が集まるようにできているから、日本人は太らずにすんでいた。その逆に踵《かかと》の外側に力が集まれば骨盤は開いていきます。さらに、教育問題についてひとつだけ言うと、日教組が発明した一番悪いものは「体育座り」

です。肋骨を閉めて膝を抱える座り方ですね。生徒は静かになるけれども、肋骨が閉まると人間の身体というのはウツになるんです。あるいは母原病といわれる小児喘息なんかも、お母さんがあまり厳しく叱ると子どもの肋骨が内側に入っていっちゃう。そうすると閉まっていた肋骨を開こうとして喘息を起こすようになる。転地療法というけれど、親と離れればすぐ治るんです。子どもというのは的確に叱ったら絶対に伸びない。特に男の子は伸びないです。伸びなくなった男の子のお母さんはみんな聡明な人ばかりです。

大貫　でも、昔は聡明なお母さんがたくさんいらっしゃったと思いますけども、もっと子どもが多かったじゃないですか。だから叱るのも分散していたんですね。今は少子化になっていますから、一人に集中する、それが怖いですよね。

三枝　母親と密着しすぎだから、常に息が詰まっているわけです。だから野口先生もおっしゃっていますけれども、「誉めるときは的確に、叱るときは三分はずせ」というのが子育ての鉄則だと思いますね。

無分別になれる力

大貫　親子関係もそうだし、友だち関係でもそうなんですけれど、「愛」ってなんなのかなと思うんですよ。よく私たちは愛という言葉を歌詞に使うんですけど、いつもそこで考えてしまいます。「愛してる」とか書くのは簡単ですけれど、その愛ってどういうものなのか。結局、愛というのは、目の前になにかがあるときに有無を言わさず自分を突き動かしてしまうエネルギーのようなものなのではないかと思っているんですが。最近では、いわゆる世間体ばかり気にして、エネルギーがあるにもかかわらず、それを外に押し出す力がない人が多いなぁと。私はそんなふうに感じるんですけれども、どうですか？

三枝　無分別になれる力だと思いますね。無分別になれる人というのはやっぱり少ないんです。今の日本人の多くは、保険のことや年金のことばかり考えていますからね。朝から晩まで心配していて、もう人間に生まれないほうがよかったんじゃないかというう人が大変多いです。なにかをやる前に頭で考えすぎて一歩も踏み出せない若者が非常に多くなっている。頭の良すぎる人が多いというか、勇気も情熱もない人ほどぐちゅぐちゅぐちゅぐちゅ言ってますよね。物事はやってみないとわからないのに、やる前からもう諦めている。大貫さんが愛ということをおっしゃいましたけど、やっぱり「あー、この人、生きてるなぁ！」という人に会うことがすごく大事だと思うんです。

元気で生きている人のそばに行かないと、自分が萎えていく。僕も萎えることがあるんですけど、大貫さんに会うとですね、俺もおちおちしていられないと思うわけですよ。実際、他人の一言って大きいんです。「こういうことをやってみたいんだけど」と僕が言ったときに、「やめたほうがいいんじゃないの?」とか言われちゃうと、そのアイデアはすぐに死んでしまう。

大貫　ほんとうにそうですよね。最初はちょっと恐る恐る言ってみるものの、「やろうよ!」って言われると、それがほんとうに実現していくもんですよね。だから自分の仕事のパートナーはすごく大事だと思います。「うーん、難しいんじゃない?」って言われたとたんにがらがらと崩れ落ちていきますもんね。

人の間にはお互い様とお陰様がいる

三枝　人間は身体も心も外側からの影響をものすごく受けている。僕は「外経絡《がいけいらく》」という名前を付けましたけども、そういう外側との関係で人間は元気になったり病気になったりすることが多いわけです。食事とか住まいとか、人間関係ですね。これはどんな人でも経験があることだと思うんです。実は僕、今日は何度か涙ぐみそうになったんです。昔、井の頭公園でやっていたころからずっと続けてきて、こうやって皆さんと一緒に立派な会場で話せるようになったということで、ちょっと胸が熱くなりました。気功という言葉がなかったころは詐欺師と言われていましたから（苦笑）。整体師ではなくて詐欺師って、ずっと言われていましたものね。

大貫　ほんとうに長いお付き合いをさせていただいて、でもね、詐欺師だったらこんなに長く続いているわけがなく、三十数年の間に指導といいますか、アドバイスを素直に受け入れて実行してきたんですよね。ひとつも間違っていたことはなかったし、どんどん元気になってしまって、ちょっと元気になりすぎたかなと思っているくらい（笑）。今まではなかなか広く知られなかったんですけれども、これから一気に三枝さんの「御互道《おごどう》」というものが世の中に広がっていくと思います。環境の悪化とか自然災害の増加とか、食糧危機はどうするとか、そういう大変な時代に誰もが今、生きている。巨大ハリケーン、カトリーナの場合でも、アメリカ政府は責任を押し付けあった。日本でも大きな災害が続けば政府はきっと助けてくれない。というか、助けきれないと思います。だから期待はしないことにしました。手を差しのべてくれるのは結局身近な人です。自分でサバイブしようというのが「御互道」の基本です。そういうふうに私は思ってますし、それしかないと思ってます。

三枝　お互い様の道と書いて「御互道」ということで、別に武道と思ってもらわなくともけっこうなんですが、お互い様ということがあること自体がおもしろいですね。僕と大貫さんがここにいると二人の間にお互い様がいるわけです。人がたくさんいると、みんなの間にはお互い様とお陰様がいるわけですね。そういう言葉が日本語にはあります。すごくいい言葉があるけれど、逆にそのすばらしい遺産が仇となってとんでもない輩ばかりが増えてくるという気がします。日本の文化や伝統はないがしろにされていますけれども、掘り下げてみると素敵なものがたくさんある。たとえば、仏教と神道がなければ東京にはこんなに緑は残っていない。

大貫　言われてみればそうですよね。

三枝　緑があるということは、よくわからないけど必要だからあったと思うんです。無分別だったから、緑が残った。もっとも今は意識的に残さざるをえなくなっているわけですけども、僕は論理的なことってかなり怪しいと思う。野口先生が「漠を漠としたままの勇気」と言っている。なんでも論理的思考で突き詰めればいいとは限らないんですよ。結局、僕の「御互道」というものはセルフ整体なんです。自分で整体していくに限るということです。

（初出　月刊『ＷＯＲＤ』55号、資生堂発行）

大貫妙子（おおぬき・たえこ）
東京生まれ。1973年、山下達郎らとシュガー・ベイブを結成。75年に日本初の都会的ポップスの名盤『ソングス』をリリースするも76年解散。同年『グレイ・スカイズ』でソロ・デビュー。以来、現在までに26枚のオリジナル・アルバムをリリース。日本のポップ・ミュージックにおける女性シンガー・ソングライターの草分けの一人。その独自の美意識に基づく繊細な音楽世界、飾らない透明な歌声で、多くの人を魅了している。

寄稿コラム

和暦のすすめ

高月美樹

グレゴリオ暦とは別の時間軸を持つ

現代はどうしても自分の本音や、身体感覚からかけ離れた生活を余儀なくされがちです。日頃、なんとなく肌で感じていることを無視しないで生きるには、月曜から金曜まで働いて土日は休むといった社会が作るシステムのベルトコンベアーから一度、降りてみるといいようです。そこで、もうひとつの時間軸としておすすめしたいのが和暦です。明治六年に新暦が導入されて以来、公式には使われなくなりましたが、江戸末期の暦の発行部数は公認のものだけで四百五十万部、非公認のものを入れるとさらに多かったと推測され、これは当時の人口から考えると世界でも類を見ない、圧倒的な普及率なのだそうです。なぜこれほど暦が普及したかといえば、日本にはそれだけこまやかな四季の変化と暮らしがあり、農業、漁業などあらゆる産業に暦が不可欠だったためでしょう。

月の満ち欠けと花鳥風月を知る

和暦はいわば自然暦で、月の満ち欠けがベースになっていますので、三日目は必ず三日月で、十五日目が十五夜です。また太陽の運行をもとに計算された夏至や冬至などの二十四節気の他に、さらに詳しく、わずか五日刻みで推移する七十二候で構成され、季節を知るめやすになっています。たとえば東から風が吹くとか、桐の花が咲く、雀が巣立つ、麦の穂が実る、蛙が鳴き始めるといったこまやかな内容になっており、こうした四季の風物が「花鳥風月」のもとになっています。花鳥風月というと、何か特別な人たちの風雅な世界のように思われがちですが、決してそうではなく、私たちが自分自身の感覚や経験に自信を持って、日々を丁寧に積み重ねれば、自然に見えてくる感性の世界に過ぎません。言葉や絵に表現しなくても、ただ感じることの中に「旬」や「兆し」や「名残」があり、ふと耳を澄ましたり、道端に目をやれば、誰でも感じられるような四季の変化そのものが「花鳥風月」なのです。もちろん社会生活をしていく以上、グレゴリオ暦を完全に捨ててしまうわけにはいきませんが、月や季節の情報に富んだ和暦は、三枝先生が常日頃言われるように、日本人が本来、持っていた「身体尺度」(※)を取り戻す、あるいは、自分自身の尺度や軸を持って物事と主体的な関わりを持つ手助けになるのではないかと思います。

和暦シフトで身体感覚を取り戻す

日本には本来、腹を据えて軸を中心に動く、独特の身体技法がありました。和服は不自由なようでいて、軸を中心に回転するには適しています。俗に「小股の切れ上がったいい女」と言いますが、心身ともにスマートで軸がぶれない女性をさしていたのでしょう。「尺貫法」も日本特有のヒューマンスケールで、一寸(約三センチ)は人差し指の第二関節の長さが基準になっています。親指と人指し指(一説に「中指」)で計る「あた(咫)」はどこでも持ち歩き自由なものさしですから、自分の寸法を覚えておくと何かと便利です。時には他人に決められた定規ではなく、自分の感覚やものさしを使う。こうした身体尺度は、もう一度見直されてもよさそうです。

ふと月を見上げるように、ちょっと何か意識することで、鈍くなった感覚を取り戻すことはできるはずです。何かの兆しとして日々の中に起こる偶然の出来事や、ヒト・モノ・コトとの相性に気づいた時、ふっと思ったことを書き留める時など、自分のバイオリズムを知るために和暦という時間軸にシフトしてみると、自分がどこに向かっているのか見えてきたり、本当に必要なものが見えてくることもありそうです。五感のアンテナが自然に伸び、肩の力は抜けてリラックスしているけれども、丹田《たんでん》の気は充実している。そんな日々の積み重ねがあれば、雨の日も、風の日も日々是好日と受け止めて生きていけるのではないでしょうか。

※三枝誠による準造語（18ページ参照）。

◆旧暦日々是好日ホームページ　http://www.lunaworks.jp

〝ホッ〟としたあとがき

今回、初めて素敵なイラスト入りの本を書きました。

企画の段階では安直にも、イラストが入る分、簡単だなどと思いました(笑)。しかし、事実は大違い。

文の構成は、気心の知れた藤田千恵子さんにしてもらったのですが、イラストのはめ込みが難しかったです。なぜなら、普通のイラストを嫌った私が、イラストレータというより大好きな画家の水上みのりさんにどうしても私の文章に即したイラストを描いて欲しかったからです。

本の制作の途中から、高月美樹さんに文章とイラストの整合性に関するアドバイスをしてもらい、また表紙を始め全体のデザインを藤牧朝子さんに依頼し、ようやく事態は動き出しました。

もちろん、本の制作にあたっては何度も、アスペクトの貝瀬裕一さんに御足労をおかけし、意見の交換をいたしました。

そんな難産の末に生まれたのが、今回の本です。

この本は、私の何冊かの本の中で強く印象に残る本になりました。なぜなら、今回の本は、「毎日眺めたい本、読むたびに元気の出る本」という私の無謀な制作テーマを持っていたからです。

結局は、要望通りの本が生まれました。大変、感謝し、喜んでいます。この本により、ひとりでも多くの日本女性がその生命を全うされ、素敵な人生を生き切らんことを心の底から祈っております。

平成一八年夏　三枝　誠

文庫版あとがき

本を書く人間にとって、長く読まれることほど、嬉しいものはない。長く読まれるということは、予め、時代の推移を読んでおく必要がある。お蔭様で、好景気の大きなパーティーが終わり、これからはじっくりと生活を見直す時代が続きそうである。そんな時、この本はじっくりと生活を振り返るのにいい。

極論すれば、時代はいつも嘘つきで、本質を隠したがる。奇異なる羽の色をバタバタと鼻先に見せつけるが、慌てることはない。あくまで、大切なのは日々であり、仕事を含めた生活である。そこの基点が、揺らぎ出すとすべてが狂い出す。この本の良さは、足湯をしながら読んでいても、生活を振り返り、自分の呼吸を取り戻し、自分の立ち位置を自然に感得できるように構成されていることだ。どうぞ、のんびりとこの本に浸っていただきたい。きっと、明日からの忙しい生活の大切なヒントが毎回、じんわりと出てくると思う。

読者の笑顔作りの栄養になれば、著者としてこれ以上、嬉しいことはない。

この本はもともと、平成十八年にアスペクトで出版され、版を重ねたものでしたが、このたび、筑摩書房の編集者、長嶋美穂子さんの熱い要望で文庫化することができました。彼女の本に対する情熱に、心から感謝申します。また、私の意向を汲んでもらい、快く文庫化に同意してくれた、当時の担当者であり、後に私の合気道の弟子となったアスペクトの貝瀬裕一に、この場を借りて感謝したい。

平成二十二年四月　　拙宅にて　三枝　誠

構成・藤田千恵子
カバー・本文イラスト　水上みのり
カバーデザイン・章扉デザイン　藤牧朝子

本書は二〇〇六年十月三日、アスペクトより刊行された。

整体入門 野口晴哉

日本の東洋医学を代表する著者による初心者向け野口整体のポイント。体の偏りを正す基本の「活元運動」から目的別の運動まで。（伊藤桂一）

風邪の効用 野口晴哉

風邪は自然の健康法である。風邪をうまく経過すれば体の偏りを修復できる。風邪を通して人間の心と体を見つめた、著者代表作。（伊藤桂一）

東洋医学セルフケア365日 長谷川淨潤

風邪、肩凝り、腹痛など体の不調を自分でケアできる方法満載。整体、ヨガ、自然療法等に基づく呼吸法、運動等で心身が変わる。索引付。必携！

風邪はひかぬにこしたことはない 林望

たかが風邪と侮る勿れ！ 若いころから風邪による大きなダメージをうけてきた著者が経験を基に編み出した徹底的風邪対策。風邪予防は万病予防。

湖のそばで暮らす M・ウィルキンス 蓮尾純子／東馨子訳

アウトドアライフとハンドクラフトの豊富な知識と経験が詰め込まれたエピソード集。LOHASの原点がここにある。（遠藤ケイ）

メイク・セラピー かづきれいこ

30歳過ぎたらリハビリメイク！ シミ、シワなどエイジングのために。そして、傷やヤケド、アザ等に悩む人のために。心と顔を元気にする名著。

野菜の効用 槇佐知子

ゴボウは糖尿病や視力回復に良い、足腰の弱い人はゴボウと鶏肉の煮込みを。普段食べている野菜を上手に使って健康な体を！（永井良樹）

「長寿食」世界探検記 家森幸男

病気にならない「長寿食」とは？ WHO（世界保健機関）の専門委員として、著者が世界61カ所で調査した結果は？ 健康のための食材満載！

京都、オトナの修学旅行 赤瀬川原平 山下裕二

子ども時代の修学旅行では京都の面白さは分からない！ 襖絵も仏像もお寺の造作もオトナだからこそ味わえるのだ。（みうらじゅん）

路上観察学入門 赤瀬川原平／藤森照信／南伸坊編

マンホール、煙突、看板、貼り紙……路上から観察できる森羅万象を対象に、街の隠された表情を読みとる方法を伝授する。（とり・みき）

寿司問答　江戸前の真髄　嵐山光三郎

江戸前寿司は前衛であり、アートである。値段と内容を吟味して選び抜いた16店の奇跡の逸品、その味と技術と心意気を紹介。（坂崎重盛）

枝元なほみの料理がピッとうまくなる　枝元なほみ

煮物や酢の物の公式、調味料のワザなど料理のコツ満載。27のレシピ付。料理研究家になるまでの自伝も最新の活動まで収録。（伊藤比呂美）

駅前旅館に泊まるローカル線の旅　大穂耕一郎

勝手気ままなブラリ旅。その土地の人情にふれ、生活を身近に感じさせてくれるのが駅前旅館。さあ、あなたもローカル線に乗って出かけよう！

定食バンザイ！　今柊二

量たっぷりなのに爆安、やみつきになる味、栄養もグッド・バランスな定食をご紹介。あの名店の思い出からナイスな定食屋を発見する極意まで。

がんがん焼肉もりもりホルモン　今柊二

まずロースにカルビにタン。コブクロも追加ねー。煙もくもくの中あつあつの肉をほおばればパワー全開、鼻息ふんふん！　特別対談＝辛酸なめ子。

間取りの手帖　remix　佐藤和歌子

世の中にこんな奇妙な部屋が存在するとは！　間取りと一言コメント。文庫化に当たり、間取りとコラムを追加し著者自身が再編集。（南伸坊）

至福の本格焼酎　極楽の泡盛　山同敦子

本格焼酎ブームのさきがけとなった名著を、データを最新に改め、泡盛部門を追加。著者厳選の86蔵元、本格焼酎への愛情あふれる一冊。

味覚日乗　辰巳芳子

春夏秋冬、季節ごとの恵み香り立つ料理歳時記。日々のあたりまえの食事を、自らの手で生み出す喜びと呼吸を、名文章で綴る。（藤田千恵子）

味覚旬月　辰巳芳子

料理研究家の母・辰巳浜子から受け継いだ教えと生命への深い洞察に基づいた「食」への提言を続ける著者がつづる、料理随筆。（藤田千恵子）

諸国空想料理店　高山なおみ

注目の料理人の第一エッセイ集。世界各地で出会った料理をもとに空想力を発揮して作ったレシピ。よしもとばなな氏も絶賛。（南椌椌）

B級グルメ大当りガイド　田沢竜次

カレー、ラーメンからアンパンまで。元祖B級グルメライターが長年の経験と最新情報をもとにおすすめ店を伝授。居酒屋も駄菓子もあり。必携！

B級グルメ　この町が美味《うま》い！　田沢竜次

元祖B級グルメライターが、東京の町30ヵ所を中心に名古屋、那覇までうまい店をご案内。官庁街や下町～東京西部、観光名所も。絵＝桑田乃梨子

格安！　B級快適生活術　田沢竜次／岩本太郎／西村仁美

うまいランチ案内、金券ショップ利用法等、衣食住・娯楽の安くて楽しい方法満載！　護身術や借金の仕方等緊急時の方法まで。文庫オリジナル。

立ち飲み屋　立ち飲み研究会

いまやすっかり定着した立ち飲みスタイル。昔ながらのオヤジワールドからお洒落なスタンディングまで。ブームのきっかけとなった名著。

お茶のソムリエの日本茶教室　高宇政光

知らなかった日本茶がこんなにいっぱい?!　さまざまな緑茶の、味、おいしい淹れ方選び方、楽しみ方を伝授する。日本茶力テストつき！

辻静雄コレクション1　辻静雄

フランス料理の味わい方、楽しみ方を愉楽あふれる筆致で綴る「フランス料理の手帖」、究極の美食エッセイ「舌の世界史」ほかを収録。（大岡信）

辻静雄コレクション2　辻静雄

エスプリ溢れる極上の美食エッセイ「料理人の休日」、19世紀末前後に活躍した偉大な料理人の生涯を華麗に描く名篇「エスコフィエ」を収録。（丸谷才一）

辻静雄コレクション3　辻静雄

料亭「吉兆」主人・湯木貞一氏を案内してヨーロッパ最高の料理を味わう美食の旅の記録「ヨーロッパ一等旅行」と、「パリの料亭」を収録。（辻芳樹）

辻調が教える　おいしさの公式　西洋料理　辻調理師専門学校編

ふだんの家庭料理にプロの料理人のエッセンスをほんの少し加えることで格段においしくなる、そんな公式をお教えします。使えるレシピが盛りだくさん。

辻調が教える　おいしさの公式　洋菓子　辻調理師専門学校編

家庭でも簡単に本格的な洋菓子がつくれます。プロの料理人がこだわりの技とコツを披露。優雅なひとときを楽しむための、とっておきレシピ満載！

超芸術トマソン　赤瀬川原平

都市にトマソンという幽霊が！　街歩きに新しい楽しみを、表現世界に新しい衝撃を与えた超芸術トマソンの全貌。新発見珍物件増補。（藤森照信）

老人力　赤瀬川原平

20世紀末、日本中を脱力させた名著『老人力』と『老人力②』が、あわせて文庫に！　ぼけ、ヨイヨイ、もうろくに潜むパワーがここに結集する。

片想い百人一首　安野光雅

オリジナリティーあふれる本歌取り百人一首とエッセイ。読み進めるうちに、不思議と本歌も頭に入ってきて、いつのまにやらあなたも百人一首の達人に。

蛙の子は蛙の子　阿川弘之　阿川佐和子

当代一の作家と、エッセイにインタヴューに活躍する娘が、仕事・愛・笑い・旅・友達・恥・老いについて本音で語り合う共著。（金田浩一呂）

温泉旅行記　嵐山光三郎

自称・温泉王が厳選した名湯・秘湯の数々。旅行ガイドブックとは違った嵐山流遊湯三昧紀行。気の持ちようで十分楽しめるのだ。（安西水丸）

不良定年　嵐山光三郎

定年を迎えた者たちよ。まずは自分がすでに不良品であることを自覚し、不良精神を抱け。実践者・嵐山光三郎がぶんぶんうなる。（大村彦次郎）

わたしの日常茶飯事　有元葉子

毎日のお弁当の工夫、気軽にできるおもてなし料理、見せる収納法やあっという間にできる掃除術など。これで暮らしがぐっと素敵に！（村上卿子）

イタリア　田舎暮らし　有元葉子

ミラノでもローマでもない田舎町に恋をして家を買い……。自然と寄り添い、豊かさや美しさとは何かを教えてくれたイタリア暮らしのあれこれ。

ときどきイギリス暮らし　井形慶子

イギリスを知りつくし、文化的ギャップの果てに見つけたイギリス、そこでの本当の豊かさに満ちた生活を綴る感動のエッセイ！（河野通和）

大阪　下町酒場列伝　井上理津子

夏はビールに刺身。冬は焼酎お湯割りにおでん。呑ん兵衛たちの喧騒の中に、ホッとする瞬間を求めて、歩きまわって捜した個性的な店の数々。

はじまりは大阪にあり　井上理津子

えっ！　これもあれも大阪から生まれたのか。回転ずし、ビアガーデン、自動車学校などを創造したアイディアと人間模様の面白さを描く。

人生相談万事OK！　伊藤比呂美

恋、結婚、子育て、仕事……体験豊富な著者が答える笑って元気になれる人生相談。文庫版付録として著者が著者自身の悩みに答える。（枝元なほみ）

ボン書店の幻　内堀弘

1930年代、一人で活字を組み印刷し好きな本を刊行していた出版社があった。刊行人鳥羽茂と書物の舞台裏の物語を探る。（長谷川郁夫）

セックス神話解体新書　小倉千加子

これでどうだ！　小気味いいほど鮮やかに打ち砕かれていく性の神話の数々。これ一冊であなたのフェミニズムに対する疑問は氷解する。（柏木恵子）

下町酒場巡礼　大川渉／平岡海人／宮前栄

木の丸いす、黒光りした柱や天井など、昔のままの裏町場末の居酒屋。魅力的な主人やおかみさんのいる個性ある酒場の探訪記録。（種村季弘）

下町酒場巡礼　もう一杯　大川渉／平岡海人／宮前栄

酒が好き、人が好き、そして町が好きな三人が探しあて、訪れた露地裏の酒場たち。旨くて安くて心地よく酔える店、四十二店。（出久根達郎）

既にそこにあるもの　大竹伸朗

画家、大竹伸朗「作品への得体の知れない衝動」を伝える20年間のエッセイ。文庫では新作を含む木版画、未発表エッセイ多数収録。（森山大道）

変な映画を観た!!　大槻ケンヂ

オーケンが目撃した変テコ映画の数々。知られざる必笑ムービーから爆眠必至の文化的作品の意外な見どころまで。（江戸木純）

東京の文人たち　大村彦次郎

漱石、荷風から色川武大まで東京生まれの文人一〇〇人のとっておきのエピソードを集め、古き良き東京の面影を端正に描き出す、文庫書下ろし。

文壇栄華物語　大村彦次郎

戦後の中間小説誌を中心に、筆一本に賭けた作家たちと編集者が織りなす哀歓の明け暮れを描く文壇側面史。第18回新田次郎文学賞受賞。（坪内祐三）

Land Land Land　岡尾美代子
旅するスタイリストは世界中でかわいいものを見つけます。旅の思い出とプライベートフォトをA(airplane)からZ(zoo)まで集めたキュートな本。

私の東京町歩き　川本三郎　武田花 写真
佃島、人形町、門前仲町、堀切、千住、日暮里……。路地から路地へ、ひとりひそかに彷徨って町を味わう散歩エッセイ。

我もまた渚を枕　川本三郎
身近な普段の町の中にこそ時代の光と影が交錯する場所がある。変化の激しい東京を離れ、心の隠れ里を探し求めて東京近郊の16の町をゆく。

カモイクッキング　鴨居羊子
食通なんて気にしない。平凡な舌と健康な胃袋、あふれる好奇心で食卓をたのしむのがカモイ流。異色デザイナーの極楽エッセイ。（早川暢子）

わたしは驢馬に乗って下着をうりにゆきたい　鴨居羊子
新聞記者から下着デザイナーへ。斬新で夢のある下着を世に送り出し、下着ブームを巻き起こした女性起業家の悲喜こもごも。（近代ナリコ）

高原好日　加藤周一
夏の軽井沢を精神の故郷として半世紀以上を過ごした著者が、その地での様々な交友を回想し、興の赴くままに記した「随筆」集。（成田龍一）

人とこの世界　開高健
開高健が、自ら選んだ強烈な個性の持ち主たちと相対する。対話や作品論、人物描写を混和して描き出した「文章による肖像画集」。（佐野眞一）

告白的女性論　北原武夫
征服と服従か、利害の調整か、それとも壮大な誤解と幻想への逃走か。理性の限界を超える存在を解き明かす女性論の古典。解題＝坂上弘（香山リカ）

ねにもつタイプ　岸本佐知子
何となく気になることにこだわる、ねにもつ。思索、奇想、妄想とはばたく脳内ワールドをリズミカルな名文でつづるショートショート。

むかし卓袱台《ちゃぶだい》があったころ　久世光彦
家族たちのお互いへの思い、近隣の人たちとの連帯はどこへ行ってしまったのか。あのころは確かにあったものの行方を探す心の旅。（筒井ともみ）

向田邦子との二十年　久世光彦

あの人は、あり過ぎるくらいあった始末におえない胸の中のものを誰にだって、一言も口にしない人だった。時を共有した二人の世界。（新井信）

10宅論　隈研吾

ワンルームマンション派・カフェバー派・清里ペンション派・料亭派などの住宅志向を分析しながら論ずる日本人論。（山口昌男）

禅語遊心　玄侑宗久

世間の常識は疑ってかかる。無邪気に心を解き放つ。禅の真骨頂を表すことばの数々を、季節の移ろいに寄り添いながら味わい尽くす。（江上剛）

私説東京繁昌記　小林信彦　荒木経惟写真

日本橋に生まれ育った著者が、東京オリンピックを境に急激に変貌を遂げた東京を、写真家・荒木経惟氏と歩き綴った極私的東京史。（吉本隆明）

日本異界絵巻　小松和彦／宮田登／鎌田東二／南伸坊

役小角、安倍晴明、酒呑童子、後醍醐天皇ら、妖怪変化、異界人たちの列伝。魑魅魍魎が跳梁跋扈する闇の世界へようこそ。挿画、異界用語集付き。

福の神と貧乏神　小松和彦

福の神や貧乏神はどこにやってくるのか。七福神の由来とは何なのか。それらを手掛かりにして、日本人にとっての幸福や富の意味を探っていく。

FOR LADIES BY LADIES　近《こ》代《だい》ナリコ編

女性による、女性についての魅力的なエッセイの数々から「女性と近代」を浮かび上がらせる、「おんなの子論」コレクション。

私の猫たち許してほしい　佐野洋子

少女時代を過ごした北京。リトグラフを学んだベルリン。猫との奇妙なふれあい。著者のおいたちと日常をオムニバス風につづる。（高橋直子）

私はそうは思わない　佐野洋子

佐野洋子は過激だ。ふつうの人が思うようには思わない。大胆で意表をついたまっすぐな発言をする。だから読後が気持ちいい。（群ようこ）

神も仏もありませぬ　佐野洋子

還暦……もう人生おりたかった。でも春のきざしの蕗の薹に感動する自分がいる。意味なく生きても人は幸せなのだ。第3回小林秀雄賞受賞。（長嶋康郎）

寄り添って老後　沢村貞子

長年連れ添った夫婦が老いと向き合い毎日を心豊かに暮らすには――。浅草生まれの女優・沢村貞子さんの晩年のエッセイ集。（森まゆみ）

外人術　佐藤亜紀

外国で友達を作ろうと思うな、美術館になぞ行く必要はない……海外旅行の常識を斬り捨てる、佐藤亜紀流優雅な旅の手引書。（高遠弘美）

語りかける花　志村ふくみ

染織の道を歩む中で、ものに触れ、ものの奥に入って見届けようという意志と、志を同じくする表現者たちへの思いを綴る。（藤田千恵子）

与太郎戦記　春風亭柳昇

昭和19年、入隊三年目の秋本青年に動員令下る！行き先は中国大陸。出撃から玉砕未遂で終戦までの顛末を軽妙に描いた名著。（鶴見俊輔）

私の宗教入門　島田裕巳

『日本の10大新宗教』の著者が学生時代から始まる宗教との関わりを綴った体験的宗教入門。文庫版にあたりオウム事件以後の十年を増補。

聞き書き　にっぽんの漁師　塩野米松

北海道から沖縄まで、漁師の生活を訪ねて歩いた珠玉の聞き書き。テクノロジーの導入で失われる伝統の技、資源の枯渇……漁業の現状と未来。

江戸へようこそ　杉浦日向子

江戸人と遊ぼう！　北斎も、源内もみ〜んな江戸のワタシラだ。江戸人に共鳴する現代の浮世絵師が、イキイキ語る江戸の楽しみ方。（泉麻人）

うつくしく、やさしく、おろかなり　杉浦日向子

生きることを楽しもうとしていた江戸人たち。彼らの紡ぎ出した文化にとことん惚れ込んだ著者がその思いの丈を綴った最後のラブレター。（松田哲夫）

遠い朝の本たち　須賀敦子

一人の少女が成長する過程で出会い、愛しんだ文学作品の数々を、記憶に深く残る人びとの想い出とともに描くエッセイ。（末盛千枝子）

男の花道　杉作J太郎

気がきかず無粋で女心もわからないけれど、純情で爽やかな男たち。男がほれる男の中の男の悲哀が胸に迫る青春記録。（タナダユキ）

気持ちよく暮らす100の方法　津田晴美

面倒な日々のことを、楽しみや喜びに置き換える方法、ものとの付き合い方と気持ちのよい暮らし方を提案するエッセイ集。（小倉エージ）

心の底をのぞいたら　なだいなだ

つかまえどころのない自分の心。知りたくてたまらない他人の心。謎に満ちた心の中を探検し、無意識の世界へ誘う心の名著。（香山リカ）

東京酒場漂流記　なぎら健壱

異色のフォーク・シンガーが達意の文章で綴るおかしくも哀しい酒場めぐり。薄暮の酒場に集う人々との無言の会話、酒、肴。（高田文夫）

日本フォーク私的大全　なぎら健壱

熱い時代だった。新しい歌が生まれようとしていた。日本のフォーク――その現場に飛び込んだ著者ならではの克明で実感的な記録。（黒沢進）

青空人生相談所　橋本治

いじめにあった中学生から、家族に見離されたオトーサンまでの赤裸な悩みに、明日への勇気と活力を与える親身で過激な世紀末人生相談。

貞女への道　橋本治

現代における「貞淑」を求めて紡ぎだす美しい皮肉に満ちた16章。曰く「貞女の不器量」「貞女の不得要領」「貞女の時期尚早」……。

私の恋愛教室　福田恆存

恋愛を女性や子供だけに委せておいてはいけない、生の最も根源的なものだから。「チャタレイ裁判」の弁護人だった著者ならではの画期的講義。（中野翠）

人生の教科書［よのなかのルール］　藤原和博　宮台真司

〝バカを伝染（うつ）さない〟ための「成熟社会へのパスポート」です。大人と子ども、お金と仕事、男と女と自殺のルールを考える。（重松清）

人生の教科書［人間関係］　藤原和博

人間関係で一番大切なことは、相手に「！」を感じてもらうことだ。そのための、すぐに使えるヒントが詰まった一冊。（茂木健一郎）

人生の教科書［情報編集力をつける国語］　藤原和博／重松清／橋本治

コミュニケーションツールとしての日本語力＝情報編集力をつけるのが国語。重松清の小説と橋本治の古典で実践教科書を完成。（平田オリザ）

世界でいちばん受けたい授業　藤原和博

著者が提唱することで一躍全国的な話題になり、見学者が続々と訪れた、[よのなか]科の授業の貴重な記録が一冊に。（長尾彰夫）

チェーホフの戦争　宮沢章夫

気鋭の劇作家が、「桜の園」「かもめ」「ワーニャ伯父さん」「三人姉妹」を読み解く。「読む」ことを通じて感じる、チェーホフの息づかい。

暮しの老いじたく　南和子

老いは突然、坂道を転げ落ちるようにやってくる。その時になってあわてないために今、何ができるか。道具選びや住居など、具体的な50の提案。

いやげ物　みうらじゅん

水で濡らすと裸が現われる湯呑み。着ると恥ずかしい地名入Tシャツ。かわいいが変な人形。抱腹絶倒土産物、全カラー。（いとうせいこう）

カスハガの世界　みうらじゅん

ぶわっはっは！　見れば見るほどおかしい！　でももらっても困るカスのような絵ハガキ。そのめくるめく世界を漫画で紹介。文庫版特別頁あり。

ブロンソンならこう言うね　ブロンソンズ（田口トモロヲ＋みうらじゅん）

人気の著者二人が尊敬する男気のある俳優、チャールズ・ブロンソンならきっとこう言うね！　とお互いの悩みに答えあう爆笑人生相談。特別増補版。

不思議の町　根津　森まゆみ

一本の小路を入ると表通りとはうって変って不思議な空間を見せる根津。江戸から明治期への名残りを留める町の姿と歴史を描く。（松山巖）

大阪不案内　森まゆみ・文　太田順一・写真

目を凝らし、耳を傾けて見つけた大阪の奥深い魅力。大阪には不案内の森まゆみ、知り尽くした写真家太田順一、二人の視線が捉えた大阪とは？

東京ひがし案内　森まゆみ文　内澤旬子イラスト

庭園、建築、旨い食べ物といっても東京の東地区は年季が入っている。日暮里、三河島、三ノ輪など38箇所を緻密なイラストと地図でご案内。

ヨーロッパぶらりぶらり　山下清

「パンツをはかない男の像はにが手」「人魚のおしりは人間か魚かわからない」。〝裸の大将〟の眼に映ったヨーロッパは？　細密画入り。（赤瀬川原平）

ちくま文庫

大和《やまと》なでしこ整体読本《せいたいどくほん》
——身体《からだ》を取《と》りもどす七《なな》つの力《ちから》

二〇一〇年五月十日　第一刷発行

著　者　三枝誠（さえぐさ・まこと）
発行者　菊池明郎
発行所　株式会社　筑摩書房
東京都台東区蔵前二―五―三　〒一一一―八七五五
振替〇〇一六〇―八―四一二三
装幀者　安野光雅
印刷所　株式会社精興社
製本所　株式会社積信堂

乱丁・落丁本の場合は、左記宛に御送付下さい。
送料小社負担でお取り替えいたします。
ご注文・お問い合わせも左記へお願いします。
筑摩書房サービスセンター
埼玉県さいたま市北区櫛引町二―六〇四　〒三三一―八五〇七
電話番号　〇四八―六五一―〇〇五三

ISBN978-4-480-42703-8 C0147